"十二五"国家重点图书

女性盆腔器官脱垂手术治疗学

主　编：韩劲松

副主编：朱馥丽　张　坤

编　者（按姓名汉语拼音排序）：

陈永康（北京大学第三医院）

韩劲松（北京大学第三医院）

贺豪杰（北京大学第三医院）

黄寬慧（台湾高雄长庚医院）

康　楷（重庆市第九人民医院）

林武周（台湾"中國醫藥大學附設醫院"）

刘剑羽（北京大学第三医院）

卢　丹（首都医科大学附属北京妇产医院）

王一婷（北京大学第三医院）

徐惠成（第三军医大学第一附属医院）

杨俊芳（北京大学第三医院）

姚　颖（北京大学第三医院）

张　坤（北京大学第三医院）

周　延（北京大学第三医院）

朱馥丽（北京大学第三医院）

朱汇慈（北京大学第三医院）

北京大学医学出版社

NÜXING PENQIANG QIGUAN TUOCHUI SHOUSHU ZHILIAOXUE

图书在版编目（CIP）数据

女性盆腔器官脱垂手术治疗学/韩劲松主编.—北京：北京
大学医学出版社，2016.7
ISBN 978-7-5659-1393-8

Ⅰ.①女… Ⅱ.①韩… Ⅲ.①妇科外科手术 Ⅳ.①R713

中国版本图书馆CIP数据核字（2016）第109000号

女性盆腔器官脱垂手术治疗学

主　　编：韩劲松
山版发行：北京大学医学出版社
地　　址：（100191）北京市海淀区学院路38号　北京大学医学部院内
电　　话：发行部 010-82802230；图书邮购 010-82802495
网　　址：http://www.pumpress.com.cn
E-mail：booksale@bjmu.edu.cn
印　　刷：北京强华印刷厂
经　　销：新华书店
责任编辑：李　娜　　责任校对：金彤文　　责任印制：李　啸
开　　本：889 mm×1194 mm　1/16　印张：13.25　字数：324千字
版　　次：2016年7月第1版　2016年7月第1次印刷
书　　号：ISBN 978-7-5659-1393-8
定　　价：180.00元

二维码资源扫描说明

第一步 打开微信，利用"发现"中的"扫一扫"，扫描"北京大学医学出版社有限公司"微信公众号二维码，关注北京大学医学出版社微信公众号。

第二步 刮开下面的二维码，使用"北京大学医学出版社有限公司"微信公众号中右下角的"扫一扫"功能，激活本册图书的增值服务。

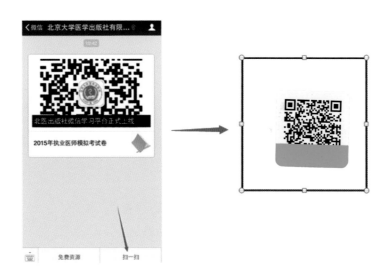

第三步 使用"北京大学医学出版社有限公司"微信公众号中右下角的"扫一扫"功能，扫描书中对应的资源二维码，获取相关增值服务。

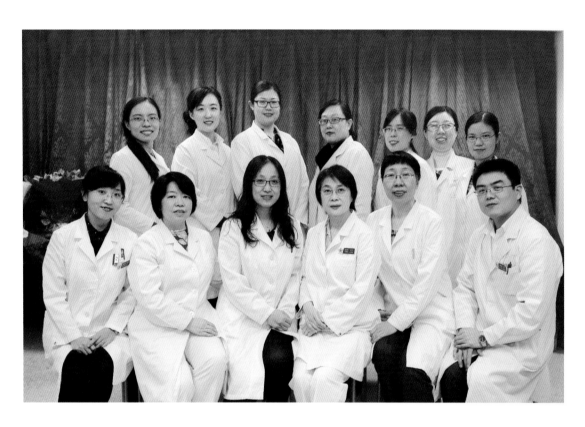

北京大学第三医院妇科女性盆底专业组全体医生合影

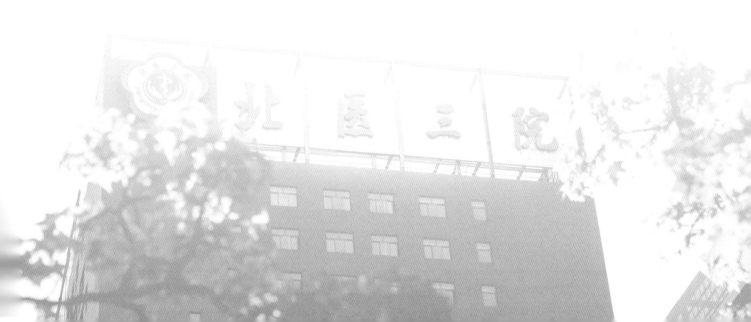

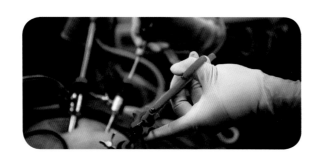

作者简介

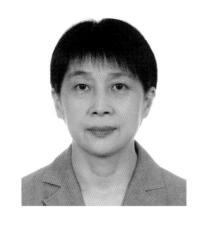

　　韩劲松，北京大学第三医院妇产科主任医师、硕士生导师，中华医学会妇产科学分会女性盆底学组成员。1976 年 12 月毕业于北京医科大学医疗系，一直在妇产科临床工作。1997—2006 年任北京大学第三医院妇产科副主任。熟悉妇产科疾病的诊疗，熟练诊治妇科良、恶性肿瘤及异常子宫出血，熟练掌握妇科开腹、宫腔镜、腹腔镜及经阴道手术操作。2000 年在美国斯坦福医疗中心妇科肿瘤和泌尿妇科做访问学者。

　　近年多年来，临床工作的主要方向为女性盆底功能障碍性疾病（盆腔器官脱垂、尿失禁），开展了对盆腔器官脱垂的子宫托治疗和针对患者特点的个体化、多样化的手术治疗，对各类治疗方式进行了临床资料的分析总结；同时注重对盆腔器官脱垂患者的宣教工作，注重医患术前沟通，使患者及家属共同参与治疗方式的选择；并对患者要求治疗的目的和治疗后随访开展了积极的调查工作。近年来针对盆底缺陷形式复杂、临床诊断不足的情况，进行了静态和动态磁共振检查在盆腔器官脱垂术前评估和术后随访中应用的临床研究，使临床可以针对不同的缺陷制订合理全面的手术方案。发表盆底专业论文三十余篇，参加编写、翻译专著 4 部。

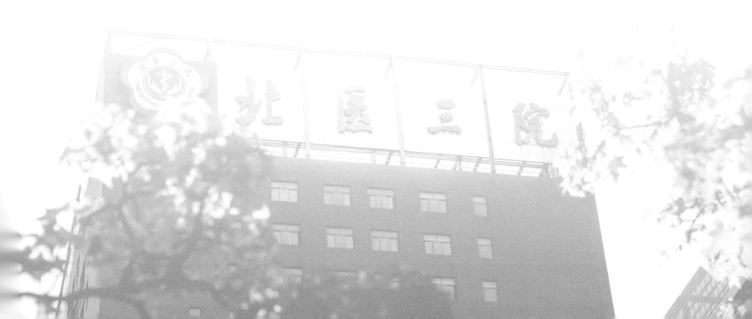

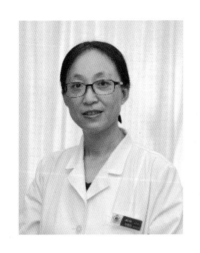

　　朱馥丽，北京大学第三医院妇产科副主任医师。1997—2000 年在北京协和医院妇产科攻读硕士，毕业后于北京大学第三医院妇产科工作学习，2005 年获得博士学位。多年来一直专注于妇科泌尿学，熟悉盆腔器官脱垂及尿失禁的各种保守和手术治疗方法，能够独立完成多种经阴道及经腹腔镜的盆底重建手术。临床工作中积极参与各种盆底疾患诊治，包括慢性盆腔痛的诊治。曾于 2010 年前往美国中西部慢性盆腔痛及尿控中心研修慢性盆腔痛的诊治。2011—2014 年于美国斯坦福医学中心做访问学者，研修妇科泌尿学并进行尿失禁的干细胞治疗研究。2015 年获得欧洲盆底功能障碍疾病诊治技术二级证书。目前积极开展电刺激和生物反馈等盆底康复治疗。近年来协助科室开展盆底动态磁共振成像诊断技术，促进科室形成盆底功能障碍性疾病的个性化治疗特色。2011 年作为主要成员获得北京大学第三医院医疗技术创新二等奖"女性盆底功能障碍性疾病的综合治疗"。发表论文 20 余篇，参译《经阴道手术学》等专著 4 部。

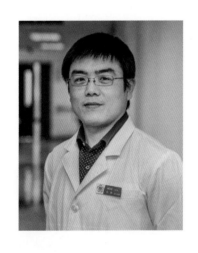

　　张坤，医学硕士，在读博士，副主任医师。现任北京大学第三医院妇科主任助理、北京大学第三医院质量控制办公室副主任、北京大学第三医院病案管理委员会委员、北京大学第三医院《医疗管理月报》编辑组成员、北京医学会妇科肿瘤学分会青年副主任委员。专业研究方向为妇科肿瘤、女性盆底功能障碍性疾病、子宫内膜异位症及子宫肌瘤、剖宫产瘢痕妊娠与切口愈合不良等。参加工作后接受妇科疾病的内镜诊治培训，经历了妇科内镜的飞速发展时期，自身也接受了良好的培训和锻炼。在妇科内镜治疗方面，熟练掌握宫腔镜、腹腔镜、膀胱镜的使用，可独立完成腹腔镜卵巢癌、子宫内膜癌分期以及宫颈癌的广泛根治手术。在良性疾病如子宫肌瘤、子宫腺肌症、子宫内膜异位症、生殖道畸形、女性盆底重建等的腔镜诊治方面，也积累了丰富的临床实践经验。近年来以女性盆底功能障碍性疾病为研究方向，进行临床治疗方法的探索和经验总结，参与盆底功能障碍性疾病综合诊治的推广，并建立盆底功能障碍性疾病基础研究中的动物实验兔模型，创建女性盆底疾病数据库，为临床资料收集、整理、分析并转化提供必要的条件。2011 年，参与开展的"女性盆底功能障碍性疾病的综合治疗"获得北京大学第三医院医疗技术创新二等奖；2013 年，开展的腹腔镜盆底重建手术获得北京大学第三医院技术创新三等奖；2014 年，获得北京大学第三医院临床学科重点项目（青年项目）"腹腔镜女性盆底重建手术"资金支持。

序

我们首次受邀请动松大夫主编
的新的《女性盆腔器官脱垂的诊疗
学》，是继之流花，也是书中这类。
以盆腔器官脱垂(pop)和压力性尿失禁(SUI)
为主要问题的女性盆底功能障碍性疾病
是中老年妇女的常见病、多发病，严重影
响妇女的健康和生活质量。对其深入的基

础研究和创新的临床实践方兴未艾。

其实，在我国关于修复生殖道畸和

列出盆腔器官脱垂，有着大量的实践和

丰富的经验，但如何拥泌尿与盆底重建

外科（UROPS）作为亚专科的建立尚属年轻。二〇〇

年我们召开了首次会议，二〇〇五年成立

了女性盆底学组。仅仅十年迅速发展，

逐渐形成了"雪城妇科泌尿学知识，和其

放重迈千禧年廿一世纪的科研医生的决备
技能。"

在这种情势下，韩大夫以鲜明、突出
一金意解剖和功能的新概念，POP以新的
分类和分度（POP-Q），POP治疗以新理论、新技术，
并侧重于新类式。可贵的是书中既注
入了商新的理念发展，又体现人们已的
丰富经验，英符合国情，更有利于推广。

我们在可增、室缝和发展会发生变逼

介绍时、要使章节剖恢复、以能恢复

（或缺陷陷）运应要细微剑；要々停

化于病人首先要送择高好的方法

我们都好比裁缝，但不是为所有人

定做剑顺，而是对不周人量佳裁

哀，我们还要精心改老会理良

送用材料，网所新相应的普城，我们更

必须要有一视而继发生的并发症的预
治和处理……
这、就是我读一本书校样后的一点感
想,感谢你作者推荐给我阅读。
赘言如是,权作为序。

许景和

二○一五年冬

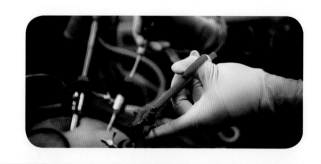

序

　　我们高兴地看到韩劲松大夫主编的新书《女性盆腔器官脱垂手术治疗学》，是锦上添花，也是雪中送炭。

　　以盆腔器官脱垂（POP）和压力性尿失禁（SUI）为主要问题的女性盆底功能障碍性疾病是中老年妇女的常见病、多发病，严重影响妇女的健康和生活质量。对其深入的基础研究和崭新的临床实践方兴未艾。

　　其实，在我国关于修补生殖道瘘和纠正盆腔器官脱垂，有着大量的实践和丰富的经验，但妇科泌尿学与盆底重建外科（URPS）作为亚学科的建立尚属年轻。2004 年，我们召开了首次会议。2005 年，成立了女性盆底学组。仅仅十年，迅速发展，逐渐形成了"掌握妇科泌尿学知识，和实施重建手术是 21 世纪妇科医生的必备技能"。

　　在这种情势下，韩大夫的新书突出了盆底解剖和功能的新概念，POP 的新的分类和分度（POPQ），POP 治疗的新理论、新技术，并侧重于新术式。可贵的是，书中既注入了最新的理念发展，又体现了自己的丰富经验，更符合于国情，更有利于推广。

　　我们在学习、实践和发展盆底重建外科时，要注重解剖恢复、功能恢复（症状消除），还应贯彻微创；要个体化于病人，首先要选择最好的方法。我们都好比裁缝，但不是为所有人定做制服，而是对不同人量体裁衣；我们还要精心考虑合理地选用材料、网片和相应的器械；我们更应须臾不可小视可能发生的并发症的预防和处理……

　　这就是我读了本书校样后的一点感想，感谢于作者，推荐于同道。

　　赘言如是，权作为序。

郎景和
2015 年冬

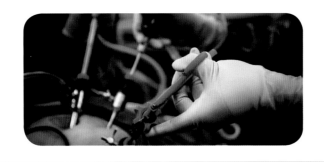

前　言

近十多年来，在北京协和医院郎景和教授的主持下，国内在女性盆腔器官脱垂的手术治疗和临床实践方面有了快速的进步和发展，从单一的经阴道子宫全切和阴道前后壁修补术，发展到现在经不同路径、种类繁多的治疗术式。每位患者的个体情况不同，以及盆腔器官脱垂的临床特点——表现形式的多样性，决定了治疗必须个体化，需要有多样的手术方式以适应该疾病的多样性和复杂性，从事盆底修复手术的医生要尽可能掌握足够多的手术方式。

本书侧重于盆腔器官脱垂的临床诊治，共十三章。第一章为盆腔器官脱垂量化分期的介绍和评价。第二章为子宫托治疗。第三章至第十二章分别是各类手术方式的介绍，包括：前后盆腔的传统筋膜折叠缝合修补、阴道旁修补术和网片添加的修补术；中盆腔的曼彻斯特手术（简称曼式手术）、高位子宫骶韧带悬吊术、骶棘韧带固定术、腹腔镜骶前固定术、子宫直肠陷凹成形术、子宫腹壁悬吊术和阴道封闭术等术式。我们对以上术式均进行了文献的回顾总结，除文字、图片的描述外，均配有相应术式的手术录像。由于盆腔器官脱垂量化分期系统的局限性和脱垂形式的复杂性，在第十三章介绍了静态和动态磁共振成像在盆腔器官脱垂术前诊断的初步研究和各类手术后效果的随访，这也是本书的一大特点。动态磁共振成像有利于我们更好地理解盆底三腔室、三水平支撑理论，对手术方式的选择有明确的指导意义，也可用于治疗后效果的随访观察，有助于今后针对不同缺陷尤其是复发疑难病例制订合理全面的手术方案，更有可能成为我们今后临床、科研工作的好帮手。

本书尽可能涵盖目前临床使用的基本手术方式，同时展现其相关研究进展，以满足临床医生的需要。医生可以根据自己医院的条件、既往开展手术的经验并结合患者的病情，选择合适的单一或联合术式。希望本书对临床医生的实际工作有所帮助。

由于水平有限，随着盆底修复理念和技术的不断更新，书中难免有不全面和不当之处，恳请专家同道批评指正。

韩劲松

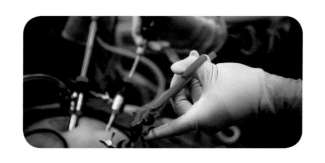

致　谢

首先要感谢北京大学第三医院（以下简称"北医三院"）妇产科对我的培养，张丽珠、肖温温、经永春、顾方颖和李美芝教授的言传身教、严谨治学的学风使我终生受益。感谢所有上级医师毫无保留的扶持与帮助，尤其是妇科王秀云、高荣莲主任医师手把手的传帮带。感谢 Nelson Teng 教授推荐我到美国斯坦福医疗中心的泌尿妇科参观学习。

非常感谢中华医学会妇产科学分会女性盆底学组这个集体，在郎景和教授的带领和朱兰、宋岩峰、王建六教授等全体学组成员的团结努力下，推进了国内泌尿妇科的发展和进步。在多次妇科盆底会议上，各位专家各抒己见、思维活跃、百家争鸣，提出了诸多问题，明晰了诸多疑问。每次会议都让我有所提高，并从每位专家的工作中得到新的启示，特别是在鲁永鲜教授主持的历届中美盆底会议上，学到了很多应该保留和坚持的术式。

感谢参与本书部分章节编写和提供手术录像的专家：台湾"中國醫藥大學附設醫院"林武周教授提供了经腹腔镜骶前固定术和阴道旁修补术的手术录像；台湾高雄长庚医院妇产科黄宽慧教授提供了经阴道骶棘韧带固定术的手术录像并修改了这一章节；首都医科大学附属北京妇产医院卢丹教授提供了基本功扎实的曼式手术和阴道前后壁修补术的手术录像并修改了这一章节；第三军医大学第一附属医院徐惠成教授提供了技术娴熟的腹腔镜下阴道旁修补术和改良阴道旁修补术的手术录像；原重庆市第九人民医院的康楷教授编写了腹腔镜下脱垂子宫腹前壁悬吊固定术这一章节并提供了手术录像（虽然本人不建议这一术式作为首选，但确有少数患者适合做这一术式）。感谢他们的无私贡献，使得本书有较完整的盆底修复手术录像呈现给大家。

感谢本书年轻的编写团队，他们是北医三院妇产科朱馥丽、张坤、贺豪杰、王一婷、姚颖、杨俊芳和陈永康医生。他们在繁重的临床工作之余，查找和整理论文、文献，才有了今天这本书的出版。付出最多的当属负责文字编审、字典里没有"偷懒"和"敷衍"两个词的朱馥丽副主任医师和负责录像剪辑的张坤副主任医师。

本书磁共振成像检查部分与北医三院放射科主任袁慧书、刘剑羽教授的帮助密不可分，刘剑羽教授指导周延医生、陆微丹、朱汇慈同学和妇产科的陈永康医生，从摸索条件到创建形成常规的盆腔器官脱垂磁共振检查程序，做了大量艰苦细致的工作，所有检查在研究摸索阶段都是在放射科常规工作开始前的清晨或常规工作结束后的晚上，有时甚至是在近半夜进行的，才有了各种术式的术前、术后磁共振成像检查的动态录相呈现给读者。

感谢北医三院妇产科领导和同事们对妇科盆底专业工作的支持与帮助，感谢郎景和院士为本书作序，以及北京大学医学出版社的信任和李娜编辑的精心修改，没有他们也就没有这本书的出版。

韩劲松

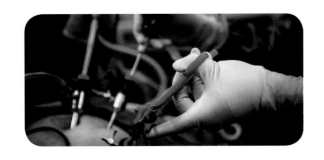

目　录

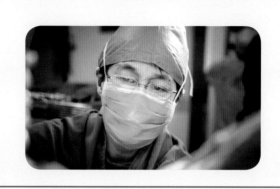

绪　论

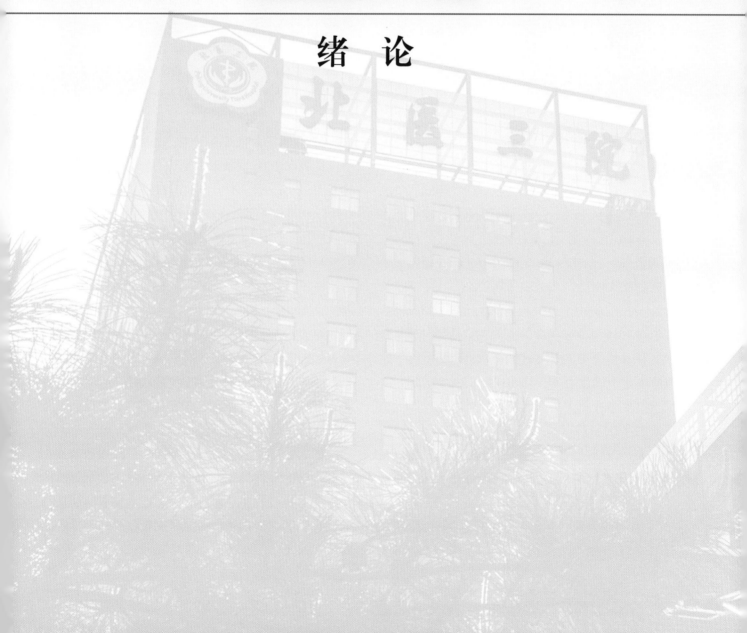

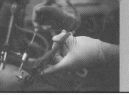

手术治疗是有症状、要求治疗的女性盆腔器官脱垂患者的主要治疗手段。术式繁多是这类手术的一大特点。不仅如此，每个术式在手术路径、手术方法、是否采用替代材料以及替代材料本身等方面，近年来都有着快速的改良、更新和发展。每位患者自身的个体情况、要求改善的临床症状、脱垂形式的多样化和医生的手术偏好，决定了手术方式的选择需要个体化、多样化，而不是掌握一两个时髦的术式就可以解决全部问题。临床专业医师需要了解各种术式各自特有的适应证，有针对性地选择合适的术式（单一或联合术式）来解决每位患者的问题。

我国的女性盆腔器官脱垂手术治疗在 20 世纪 50 至 60 年代时主要采用阴道前后壁筋膜折叠缝合修补术 ± 子宫全切术。当时由于女性多产，子宫脱垂和尿瘘在妇女中很常见，且严重影响妇女的生活质量。我国政府针对子宫脱垂和尿瘘开展了免费的"两病防治"工作，成立了"两病防治"科研协作组，并由苏应宽、田孝坤和江森教授任主编，在 1984 年 7 月出版了专著《子宫脱垂与尿瘘》，书中全面系统地阐述了疾病的发病机制并制订了诊断标准及分期。苏应宽、刘新民教授主编的《妇产科手术学》、第 3 版 Te Linde's Operative Gynecology 和柯应蘷教授主编的《子宫脱垂》成为那个年代的"专业红宝书"。国内于 1953 年创刊的《中华妇产科杂志》在 1959 — 1983 年期间报道的以传统阴道前后壁修补术 ± 子宫切除术式的手术治疗子宫脱垂的文章不足 10 篇。1984 — 2003 年的 20 年期间，国内无盆底专业相关书籍出版，《中华妇产科杂志》上也无盆腔器官脱垂疾病相关的文章发表。

相反，同时期国外在女性盆底专业领域，无论是基础理论研究还是临床实践均有了长足的发展。1990 年，Petros 和 Ulmsten 提出盆底"整体理论"，该理论强调阴道及其支持韧带的结缔组织在盆底功能、功能障碍及手术矫正中所起的作用。它把正常的盆底功能视为一个由肌肉、结缔组织和神经成分组成的相互关联的平衡系统，其中结缔组织最容易受到损害；并采用以症状推导盆底结构中悬吊韧带或筋膜结缔组织损伤的部位，通过在受损韧带的位置准确植入聚丙烯带子来修补受损的韧带和消除异常症状。1994 年，Delancey 提出解释盆底功能的"阴道三水平支持理论"和"吊床假说"。"阴道三水平支持理论"指出结缔组织附属物能够从不同的水平稳固阴道，水平Ⅰ是子宫骶韧带 / 子宫主韧带复合体；水平Ⅱ是来自于沿着阴道长度至盆筋膜腱弓的阴道旁附属物的支撑作用；水平Ⅲ是指阴道下段或远端部分的支撑，包括会阴。基于这个理论建立了使用替代材料的脱垂三重修复手术概念（Triple for Prolapse Using Prostheses，TOPP）：1 水平为加强主骶韧带，将阴道顶端固定在正常位置；2 水平为采用修补材料修复膀胱阴道、直肠阴道筋膜；3 水平为修复会阴体，这种术式可包括或不包括子宫切除。"吊床假说"是指以肛提肌群及其筋膜组成的上提平台。除基础研究外，临床也有统一分类和分度。将盆腔分为三个区域：前区为膀胱阴道；中区为子宫、阴道穹窿；后区为阴道后壁及直肠。1996 年，Bump 提出了盆腔器官脱垂的量化分期（POP-Q），国外在 1997 年就开始在杂志发表文章中使用。

20 世纪初，以人工合成网片添加的盆底重建术为代表的新技术、新术式被引进国内，至此沉寂 20 年的女性盆底专业在国内又重新起步发展。2004 年，我国第一届女性盆底功能障碍性疾病诊治研讨会在福州召开，会上介绍了 POP-Q 分期系统、盆底重建手术新术式。2005 年，郎景和教授提出"传统手术"的概念，指出传统手术的问题所在并全面介绍了盆底重建理论和手术技术的新进展，提倡盆底重建手术的概念更新，放弃简单的切除脱垂组织和器官而改为重建为主的手术方式。同年中华医学会妇产科学分会女性盆底学组成立，国内的女性盆底专业，尤其是盆腔器官脱垂手术治疗进入了快速发展的时期。郎景和、宋岩峰、朱兰、王建六教授等均有相关的专著和译著陆续出版，罗来敏教授讲解经她翻译 Petros 的著作《女性骨盆底》一书时铿锵有力的声音至今令人难忘。2014 年，《中华妇产科杂志》发表了盆腔器官脱垂的中国诊治指南。自 2004 年 1 月至 2014 年 12 月，国内妇产科核心期刊发表的盆腔器官脱垂手术治疗相关文章达到 262 篇，其中与网片相关手术的文章有 119 篇，如下表所示。

年份	2004	2005	2006	2007	2008	2009	2010	2011	2012	2013	2014	合计
手术文章	6	12	14	18	21	16	37	45	32	44	17	262
网片文章	0	4	0	4	9	6	19	23	20	23	11	119

经过十多年来国内外专业学术会议的推广，尤其是盆底学组及学组成员举办的学习班上的继续学习，我们不仅学到了新技术、新术式，更是学到了应该坚持的有效的"传统"术式。在临床实践中，我们对盆腔器官脱垂治疗的观念和诊治步骤及术式选择方面不断改进，临床实际操作流程上也有了较大的更新。首先我们参照国外资料编写了对患者及家属的宣教材料（见本书附录），前来就诊的患者及家属可以了解疾病特点，以及医生能够提供的保守和手术治疗方法。患者和家属根据脱垂导致的症状是否影响生活质量、是否要求治疗，在商量后做出决定。如果决定治疗，需要再选择是上子宫托治疗或者直接做手术治疗。应该告知所有要求治疗的患者，子宫托保守治疗不仅是年老、不能耐受手术患者的选择，还是盆腔器官脱垂的一线治疗方案。我院门诊要求治疗的脱垂患者中约 1/3 首选子宫托治疗。当患者决定手术治疗后，医生提出针对患者个体病情可以备选的手术方案，与患者和家属商量可以接受的手术方案，讲清各术式的利弊尤其是在避免复发有必要添加替代材料的手术时，替代材料相关的并发症需要患者在术前知晓，以免术后一旦发生并发症而导致医疗纠纷。多年来我们一直采用这个方式——即从阿图•葛文德（美国白宫最年轻的健康政策顾问，著有畅销书"最好的告别三部曲"）批评的传统医患关系中的"家长型"模式向"资讯型"模式和"解释型"模式逐渐转变。这种转变在国内不仅很多医生不能做到，很多患者和家属也不能适应，但开始改变总比不改变要好。

鉴于脱垂形式的复杂性及各类手术均有一定复发率的特点，加之术前诊断不准确是复发的影响因素之一，我们对盆腔器官脱垂患者进行了静态和动态磁共振成像（MRI）的术前检查诊断和部分术式术后随访的观察研究。结果提示 MRI 图像可以一次性检查完成对盆腔的三腔室脱垂部位和严重程度的诊断，发现用做 POP-Q 测量的阴道黏膜指示点背后真正脱垂的器官，尤其是在复杂、术后复发的情况下；还可以观察阴道前壁支持异常时的阴道旁缺陷、中央缺陷，宫颈长短、有无盆底疝等情况，更准确直观地了解病情，为临床更好地理解三腔室和"阴道三水平支持理论"以及选择制订全面精确的手术方案有着积极的意义。影像学

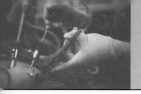

检查在泌尿科和肛肠科已经有了很好的临床应用，值得我们借鉴学习。

对各种术式的效果、并发症、生活质量评估做长期客观的随访报道是本专业医师的职责。2012年，国际尿控协会（ICS）和国际妇科泌尿学会（IUGA）发表了对规范化报道手术结局的联合报告，这份报告对我们今后的手术治疗文章的资料收集和写出客观规范的手术结局报告有很大帮助。

（韩劲松）

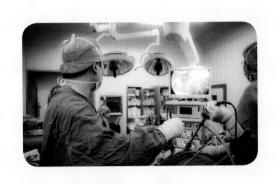

第一章

盆腔器官脱垂 POP-Q 分期系统解读

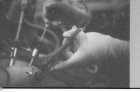

盆腔器官脱垂是中老年女性的常见疾病,严重影响患者的生活质量,对疾病统一的量化分期有助于客观评价病情、相互交流、总结治疗措施的效果。Bump[1] 于 1996 年首次提出了盆腔器官脱垂的量化分期(Pelvic Organ Prolapse Quantification,POP-Q)。

POP-Q 分期系统是分别利用阴道前壁、阴道顶端、阴道后壁上的各 2 个解剖指示点(前壁 2 点 Aa、Ba,后壁 2 点 Ap、Bp,顶部 2 点 C、D)与处女膜的关系来界定盆腔器官脱垂的程度。与处女膜平行以 0 表示,位于处女膜以上用负数表示,处女膜以下则用正数表示。图 1-1 描述了 POP-Q 分期的各个指示点及径线,具体的描述和正常范围见表 1-1。

图 1-2、1-3 为阴道不同部位脱垂的示意图[1]。图 1-4 ~ 1-7 所示为实际临床测量的部分过程。

测量各指示点及径线后应先填至 3×3 表格量化描述,再进行分度。所用的 3×3 表格见图 1-8。盆腔器官脱垂的分度标准见表 1-2。

POP-Q 分期补充说明:

1. POP-Q 分期应在向下用力屏气时,以脱垂最大限度出现时的最远端部位距离处女膜的正负值计算。Bump 教授认为患者检查时应处于最大脱垂状态(maximum prolapse)[2]。最大脱垂状态的判

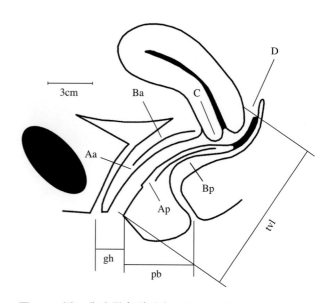

图 1-1　用于盆腔器官脱垂定量的 6 个位点(Aa、Ba、C、D、Ap、Bp)及 3 条径线(gh、pb、tvl)

表 1-1　POP-Q 分期的指示点与径线

指示点或径线	内容描述	范围
Aa	阴道前壁中线距处女膜3 cm处,相当于尿道旁沟处	–3 cm ~ +3 cm
Ba	阴道顶端或前穹窿到Aa点之间阴道前壁上段中的最远点	无阴道脱垂时,此点位于–3 cm。在子宫切除术后阴道完全外翻时,此点将为+tvl
C	宫颈或子宫切除后阴道顶端所处的最远端	–tvl ~ +tvl
D	有宫颈时的后穹窿的位置,它提示了子宫骶韧带附着到近端宫颈后壁的水平	–tvl ~ +tvl或空缺(子宫切除后)
Ap	阴道后壁中线距处女膜3 cm处,Ap点与Aa点相对应	–3 cm ~ +3 cm
Bp	阴道顶端或后穹窿到Ap点之间阴道后壁上段中的最远点,Bp点与Ap点相对应	无阴道脱垂时,此点位于–3 cm。在子宫切除术后阴道完全外翻时,此点将为+tvl
gh(genital hiatus)	阴裂的长度	从尿道外口量至处女膜后缘中点的直线距离
pb(perineal body)	会阴体长度	从外阴裂隙的后缘至肛门中点的距离
tvl(total vaginal length)	阴道的总长度	当C点或D点处于完全正常位置时,阴道的最大深度的厘米数

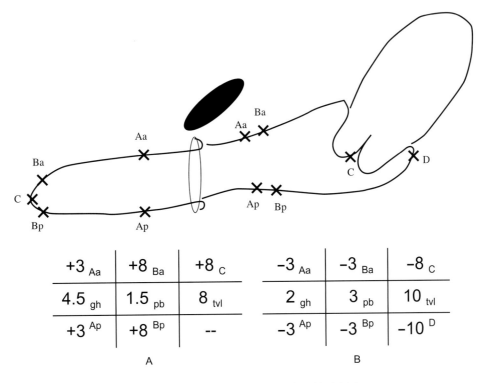

+3 Aa	+8 Ba	+8 C		−3 Aa	−3 Ba	−8 C
4.5 gh	1.5 pb	8 tvl		2 gh	3 pb	10 tvl
+3 Ap	+8 Bp	--		−3 Ap	−3 Bp	−10 D
A				B		

图 1-2　A.为阴道前后壁完全脱出的示意图；B.正常状态下各点所在位置的示意图

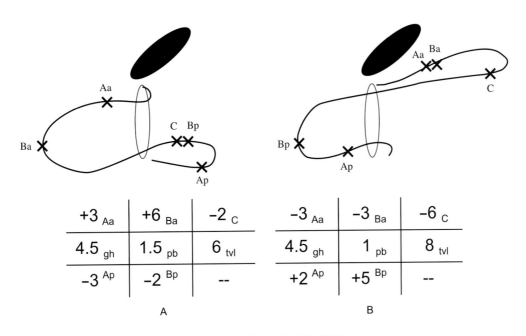

+3 Aa	+6 Ba	−2 C		−3 Aa	−3 Ba	−6 C
4.5 gh	1.5 pb	6 tvl		4.5 gh	1 pb	8 tvl
−3 Ap	−2 Bp	--		+2 Ap	+5 Bp	--
A				B		

图 1-3　A.为单纯阴道前壁脱垂的示意图；B.为单纯阴道后壁脱垂的示意图

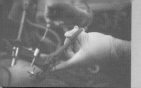

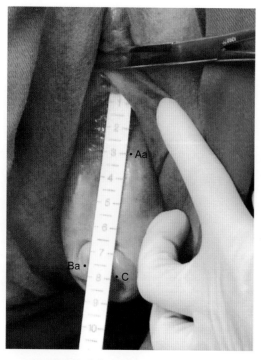

图1-4　显示阴道前壁完全脱出，此时 Aa 点为 +3 cm，Ba 点为 +8 cm，C 点为 +8 cm

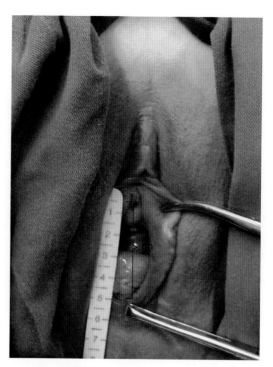

图1-6　阴裂的测量，gh 为 5 cm

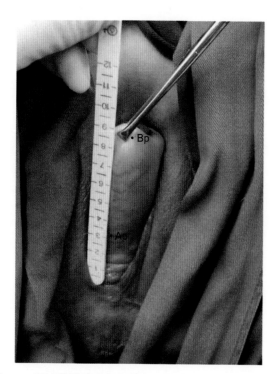

图1-5　显示阴道后壁完全脱出，此时 Ap 点为 +3 cm，Bp 点为 +9 cm

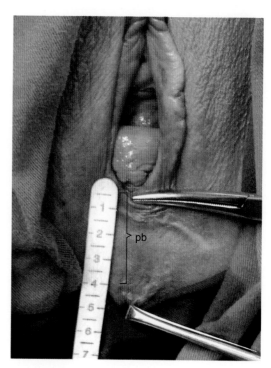

图1-7　会阴体的测量，pb 为 4 cm

Aa	Ba	C
gh	pb	tvl
Ap	Bp	D

图 1-8　POP-Q 各测量值记录 3×3 表格

定必须符合以下一项或多项情况：①屏气时脱垂物变紧张；②牵引膨出物时不能导致脱垂程度进一步加重；③检查时，膨出物的大小、紧张度应与患者病史中的最大膨出程度相似，必要时使用一面小镜子以便使患者清楚观察膨出的情况；④屏气时站立位是确保脱垂处于最大状态的方法。

2.为了补偿阴道的伸展性，即内在测量的误差，在无脱垂和Ⅳ度中的 tvl 值允许有 2 cm 的误差。

3.D 点指示后穹窿的位置，它可用于鉴别骶主韧带悬吊功能丧失与宫颈延长，当宫颈缺如时不用测量 D 点。

4.阴道后壁膨出的描述较直肠膨出或肠疝更合适，但具体是哪一种情况需借助辅助检查来证实，如 MRI（本书将有具体章节详细阐述 MRI 在盆腔器官脱垂中的应用）。如果小肠可能存在于直肠阴道间隙，检查者应当注意并清楚地描写临床所见（例如在突出的阴道后壁观察肠蠕动或在肛门指诊及阴道检查时手指间触摸到小肠环）。

Bump[1] 于 1996 年首次提出了 POP-Q 分期系统，同年被国际尿控协会（ICS）、美国妇科泌尿协会（AUGS）和妇科医师协会（SGS）认可并推荐用于临床。时隔 1 年，1997 年美国即有妇产科文献中采用此分期方法。1999 年，Muir TW[3] 等对国际上最主要的妇产科、泌尿妇科和泌尿科杂志发表的 POP-Q 分期相关文章进行调查，POP-Q 分期的使用率仅为 13%。2007 年，Treszezamsky AD 等[4] 的研究提示相同杂志的 POP-Q 分期使用率上升至 82%。

1981 年，我国子宫脱垂和生殖道瘘"两病防治"科研协作组提出了以坐骨棘水平、处女膜缘为解剖标志的分度方法，简称"协作组分度"[5]。以子宫脱垂为例，具体分度见表 1-3。

2004 年，我国第一届全国女性尿失禁与盆底功能障碍学术会议正式介绍了 POP-Q 分期系统，

表 1-2　POP-Q 分期

分度	内容
0	无脱垂。Aa、Ap、Ba、Bp点均在-3 cm处，C、D两点在阴道总长度和阴道总长度-2 cm之间，即C点或D点量化值<（tvl-2 cm）
Ⅰ	脱垂最远端在处女膜平面上>1 cm，即量化值<-1 cm
Ⅱ	脱垂最远端在处女膜平面上<1 cm，即量化值>-1 cm，但<+1 cm
Ⅲ	脱垂最远端超过处女膜平面>1 cm，但小于阴道总长度-2 cm，即量化值>+1 cm，但<（tvl-2 cm）
Ⅳ	下生殖道全长外翻，脱垂最远端即宫颈或阴道残端脱垂超过阴道总长度-2 cm，即量化值>（tvl-2 cm）

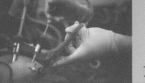

表 1-3　子宫脱垂的协作组分度

分度		内容描述
Ⅰ度	轻型	宫颈外口距处女膜<4 cm，未达处女膜缘
	重型	宫颈已达处女膜缘，阴道口可见宫颈
Ⅱ度	轻型	宫颈脱出阴道口，宫体仍在阴道内
	重型	宫颈及部分宫体脱出阴道口
Ⅲ度		宫颈、宫体全部脱出阴道口外

并于同年写进第 6 版《妇产科学》教科书中，且第一篇使用 POP-Q 分期的文章发表在《中华妇产科杂志》。2007 年，POP-Q 分期在妇产科专业的核心期刊中应用比例超过其他分期达到 50%，至 2012 年达到最高 89.5%[6]。

上述可以看出 POP-Q 分期系统应用了近 20 年，是全世界使用最为广泛的盆腔器官脱垂分期方法。但在使用过程中，临床医师逐渐发现了它存在的一些问题，并提出了改进建议[7-8]。近期的文献提出：① POP-Q 分期系统较复杂。POP-Q 分期系统是一个客观的部位特异性的分期系统，但所用的点和字母、数字不够直观，学习周期长，在专业以外难以交流。② POP-Q 分期无法指导手术方式的选择。Philip 等[9]认为很多根据 POP-Q 分期诊断为Ⅰ度的患者，患者并没有症状，且有研究显示Ⅰ度的患者阴道支撑是正常的，甚至部分Ⅱ度的患者也可能有正常的阴道支撑。Bump 等认为临床的脱垂应从Ⅱ度开始。对于Ⅱ度的脱垂，顶端是否有良好支撑在治疗方法选择上是不一样的，不应该同等对待。Ⅲ度定义过于宽泛，Ⅲ度晚期与Ⅳ度的治疗没什么区别。③ POP-Q 分期不能反映临床症状。POP-Q 分期系统能够描述脱垂的程度，但不能描述临床症状，需要结合脱垂相关问卷评价手术效果。④ POP-Q 分期不能提示脱垂器官。POP-Q 在阴道黏膜的测量点提示脱垂的部位是阴道前壁、子宫或穹窿、阴道后壁，但是无法分辨是哪个器官脱垂，如后壁膨出是直肠膨出还是肠疝，则需要结合影像学检查协助诊断。

医生们希望有一种盆腔器官脱垂的分期系统能像恶性肿瘤的分期一样，不同的分期有不同的治疗方式。对此，Richard 和 Bump 等[10]的文章提出应该正确定位 POP-Q 分期系统，它应只是描述脱垂的程度和部位，而不用解释为什么脱垂，不能决定是否需要治疗及如何治疗，以及与临床是否有症状无关。它只是一个解剖与功能之间的桥梁。尽管 POP-Q 分期系统存在上述问题，但目前仍是国际、国内临床应用最多的分期方法。在临床处理过程中需要结合患者症状、生活质量问卷等主观指标来共同评价盆腔器官脱垂的病情，对于治疗方式的选择也需要在患者充分了解并理解的前提下进行。

POP-Q 的临床测量过程录相，请扫描二维码观看

（王一婷　韩劲松）

参考文献

[1] Bump RC, Mattiasson A, Bo K, et al. The standardization of terminology of female pelvic organ prolapse and pelvic floor dysfunction. Am J Obstet Gynecol, 1996, 175(1):10-17.

[2] Richard C. Bump. The standardization of terminology of female pelvic organ prolapse and pelvic floor dysfunction. Am J Obstet Gynecol, 1996, 175(1): 10-17.

[3] Muir TW, Stepp KJ, Barber MD. Adoption of the pelvic organ prolapse quantification system in peer-reviewed literature. Am J Obstet Gynecol, 2003, 189(6):1632-1635, 1635-1636.

[4] Treszezamsky AD, Filmar G, Panagopoulos G, et al. Teaching of pelvic organ prolapse quantification system among obstetrics/gynecology and urology residents in the United States. Female Pelvic Med Reconstr Surg, 2012, 18(1):37-40.

[5] 江森, 苏应宽, 田孝坤. 子宫脱垂与尿瘘. 北京: 人民卫生出版社, 1984.

[6] Yi-ting Wang, Jin-song Han. A review of the pelvic organ prolapse quantification system in China. Int Urogynecol J, 2016, 27(2):287-290.

[7] Oz Harmanli. POP-Q 2.0：its time has come! Int Urogynecol J, 2014, 25:447–449.

[8] Paul Riss. The POP-Q classification system: looking backand looking forward. Int Urogynecol J, 2014, 25:439–440.

[9] Philip Toozs-Hobson. POP-Q stage I prolapse: Is it time to alter our terminology. Int Urogynecol J, 2014, 25:445–446.

[10] Richard C, Bump. The POP-Q system: two decades of progress and debate. Int Urogynecol J, 2014, 25(4):441–443.

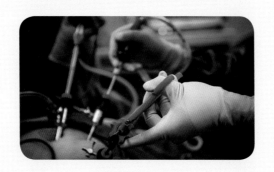

第二章

子 宫 托

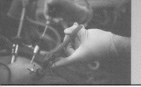

子宫托的应用迄今已有 400 多年的历史，其材质在不断改良，目前作为治疗女性盆腔器官脱垂的一线方法。美国妇产科学会（ACOG）在盆腔器官脱垂治疗的 B 级推荐标准中提到：治疗盆腔器官脱垂的主要目的是缓解症状，临床医生在治疗过程中应当优先考虑子宫托而不是手术的方法[1]。

硅胶子宫托以惰性、柔软、易反复清洁等优点，成为 21 世纪以来应用最为广泛的类型。硅胶子宫托有不同形状，每个形状有直径大小间隔 5～7mm 的不同型号，还有专门兼治尿失禁的子宫托。本章以美国进口硅胶子宫托为例，介绍子宫托的类型、适应证、禁忌证、选择及使用方法等。

一、子宫托的类型

子宫托根据其原理不同，可以分为支撑型和空间填充型。支撑型（图 2-1）有环形、盘形、拱形、凹框形、尿失禁形等，空间填充型（图 2-2）有茎杆形（兼具支撑型的作用）、面包圈形、立方体形等。

支撑型子宫托基于弹性作用力原理发展而来，由耻骨联合作为支持。一般来说，支撑型多用于 Ⅰ～Ⅱ 度脱垂，且会阴条件较好的患者[2]。支撑型子宫托有易取易放的优点，患者容易学会自行取放，方便自理。

空间填充型子宫托除支持作用外，子宫托和阴道壁之间会产生负压吸力，维持子宫托位置，多用于 Ⅲ～Ⅳ 度脱垂，且会阴条件差（如阴道口较宽）的患者[3]。茎杆形是最常用的类型（兼具支撑型的特点）。立方体形的子宫托有 6 个吸杯，可自动调整位置，适用于重度脱垂，多用于其他类型子宫托试戴失败后。空间填充型子宫托的缺点是不易取放、低氧环境下易感染、分泌物多、需每晚取出（茎杆形除外）。空间填充型子宫托与阴道或宫颈之间产生的负压吸力，使子宫托不易脱落，在取出时仅牵拉是不能直接将子宫托取出的，必须先将示指置入

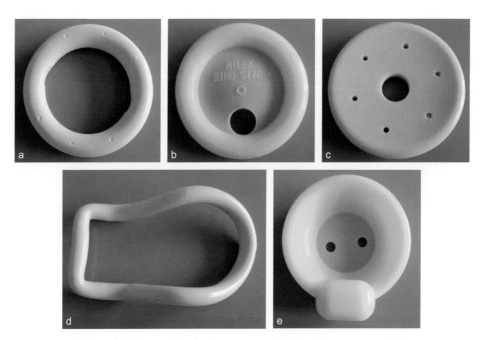

图 2-1 支撑型子宫托：a. 环形；b. 环膜形；c. 盘形；d. 凹框形；e. 尿失禁形［图片由美国库柏公司（COOPERSURGICAL. INC.）授权使用］

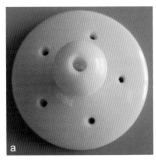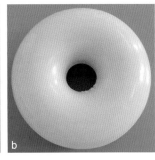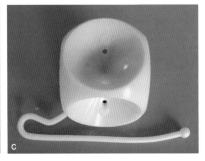

图 2-2　空间填充型子宫托：a.茎杆形，兼具支撑型的作用；b.面包圈形；c.立方体形［图片由美国库柏公司（COOPERSURGICAL. INC.）授权使用］

子宫托盘状部分的后方再向外牵拉，即先解除负压再取出。有一部分使用这种子宫托的患者能够自己放置但不能自行取出，需要家属帮忙取放。少部分无人帮助的患者需要定期到门诊由医生取放。

二、适应证

传统的适应证包括：有生育要求或孕期妇女、年龄较大、有手术禁忌、不愿手术、为手术创造有利条件或术后复发不愿再次手术的患者。

现代观点认为子宫托是治疗盆腔器官脱垂的一线方法，适用于大部分盆腔器官脱垂患者，与脱垂的严重程度及脱垂的部位无关[1,4]。

三、禁忌证

几乎没有绝对的禁忌证，一些相对禁忌证包括阴道炎、活动性的盆腔炎症性疾病、严重的溃疡以及依从性差等。

四、子宫托的选择

应当遵循个体化原则，即根据不同患者的自身情况，选择合适的型号。在类型选择方面，与盆腔器官脱垂的严重程度、出口的完整性以及性

生活需求等因素有关。在大小选择方面，与阴道的长度及宽度有关。一般选择能够舒适佩戴的最大号子宫托。

（一）子宫托类型的选择

1. 脱垂程度轻、会阴条件好的试戴支撑型成功率高。

2. 脱垂程度重、会阴条件好的也可先选择支撑型子宫托，当支撑型试戴失败再选择空间填充型子宫托。

3. 脱垂程度重、会阴条件差者，多需要选择空间填充型子宫托。

（二）子宫托大小的选择

有人采用手指测量阴道的宽度、深度来选择子宫托的大小，也有人发明测量器。我们的经验是：临床中最常用的环形子宫托直径为 64 mm 和 70 mm，茎杆形子宫托为 51 mm 和 57 mm。一般情况下推荐从中间的型号开始试戴，如果不合适再调整。除非患者阴道生殖裂隙非常小或非常大，可以从最小或大号开始试戴。

（三）子宫托的试戴——确定合适子宫托的类型及大小

在患者选择子宫托后，必须通过试戴的过程

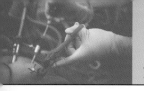

才能保证有好的效果。试戴的过程包括初次在门诊由医生选择子宫托类型和大小，告知、指导患者或家属取放的方法（图 2-3、2-4）。试戴时患者取膀胱截石位，将子宫托平行放置入阴道达穹窿处，使子宫托与阴道壁之间可容 1 指（以患者无不适、屏气用力子宫托无脱落、无排尿困难为初步门诊试戴合适）。注意试戴子宫托的患者必须在医院试戴时能顺利自行排尿后方可回家试戴。

（四）子宫托合适的标准

放置子宫托后脱垂复位，在患者咳嗽、用力、运动时无脱落，门诊初步试戴合适后，患者方可带回家自行练习，每天取放 2 次。试戴的子宫托颜色为黄色，不可长时间使用（＜30 min）。3 天后返回门诊了解试用情况（包括患者能否自行取放、有无不适症状、子宫托有无脱落、是否影响排尿排便、查体患者阴道内有无压迹等）。排便时不脱出、无不适感、不影响行动及大小便，满足以上条件者为佩戴合适。如患者增加腹压后子宫托脱落，说明子宫托偏小；如患者有排便困难或有异物感，说明子宫托偏大，需要更换型号或大小。

如果不合适可更换类型或大小再试戴和评估。一般选择能够舒适佩戴的最大号子宫托。如试戴合适需更换为正式的硅胶子宫托，颜色为粉色。

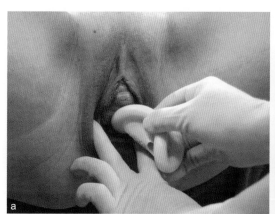
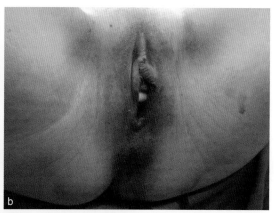
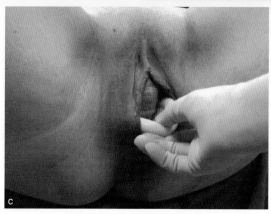

图 2-3　a. 支撑型子宫托放置；b. 支撑型子宫托放置后；c. 支撑型子宫托取出

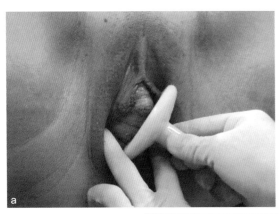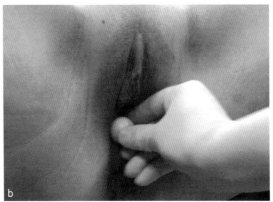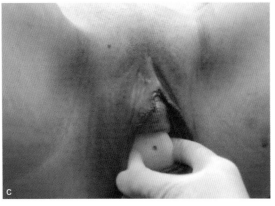

图 2-4　a.空间填充型子宫托放置；b.空间填充型子宫托放置后；c.空间填充型子宫托取出（因为子宫托与宫颈或阴道壁之间有负压形成，需要手指伸到托的前方使负压消失方能取出）

五、子宫托使用中的注意事项

1. 有阴道或宫颈溃疡、炎症的患者，需经治疗后佩戴。子宫托取下后，用肥皂水和清水（也可用消毒液消毒后）清洗后使用。

2. 安放子宫托前需要排空膀胱。不同类型的子宫托，安放和取出方法不同。阴道干燥者，可在放置前涂抹润滑剂。

3. 佩戴的正式子宫托取放间隔时间取决于子宫托的类型和患者的自身感觉。一般最常用的环形及茎秆形子宫托可视个人情况 2 ~ 3 周清洗一次，最长时间不超过 1 个月；立方体形子宫托需要每晚取出清洗。如白带增多、有异味需增加清洗频率。适当局部使用雌激素有利于长期使用子宫托。

4. 佩戴过程中若出现疼痛、阴道出血、异常分泌物、排尿排便困难，需要及时到医院就诊。

5. 我院的常规是在使用前和使用后每年做宫颈细胞学检查。

6. 需要家庭其他成员最好是年轻家属，了解患者在使用子宫托过程中的注意事项，避免老年人遗忘而发生严重并发症。

六、随访

子宫托佩戴治疗过程中一定要定期随访，以

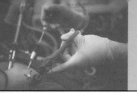

避免忽略子宫托可能导致的直肠阴道瘘或膀胱阴道瘘的发生。建议环形子宫托每 6 ~ 12 个月随访一次，茎杆形及面包圈形子宫托最好每 3 ~ 6 个月随访一次，立方体形子宫托需要每晚取出清洗并经常随访。对于依从性差、出现泌尿系统症状或其他并发症的患者，需要更加严密的随访[6]。

子宫托使用一段时间后，随着症状和体征的改变，有可能需要更换型号。一般建议在连续使用 5 年后或子宫托有损坏的情况下更换[7]。

七、子宫托相关研究

北京大学第三医院王宇等[8]随访了 419 例 POP-Q Ⅲ ~ Ⅳ度、有症状要求治疗的患者，自愿选择手术的占 67.5%（283/419），自愿选择子宫托的占 32.5%（136/419）。选择手术治疗的患者特点为体重指数（BMI）高、中盆腔脱垂程度重。选择子宫托治疗的患者特点为相对发病年龄小、患病年限长、多合并心脏病。另外，年龄、高血压和糖尿病等合并症、脱垂手术史、前盆腔及后盆腔脱垂分期对于治疗方式的选择无影响。

（一）使用子宫托的成功率

文献报道子宫托的成功率（成功标准：上托后患者认为合适，至少随访一次并继续使用）为 41% ~ 87%。Bai 等[3]对 104 例患者进行随访，结果显示 80.7% 的患者由于医疗水平或高龄因素选择子宫托，19.1% 的患者放弃使用子宫托（其中 80% 因为子宫托有脱落或佩戴不适感）。北京大学第三医院对 2005—2012 年的 132 例患者使用子宫托情况进行随访，106 例（80.3%）试戴成功，26 例（19.7%）试戴失败。放弃使用的多数在戴托的 6 个月内[5]。也有研究[9]表明使用子宫托的患者中，子宫脱垂者成功率最高，阴道前壁膨出者次之，阴道前后壁膨出者成功率最低。局部使用雌激素是成功坚持使用的重要因素。对戴子宫托、无雌激素使用禁忌的患者常规给予雌三醇软膏局部使用。

另有研究表明，阴道长度较短（≤6cm）和阴道口较宽（4 指宽），放置子宫托失败可能性大[10]。此外，子宫切除术史、经产次数多也被认为是子宫托放置失败的高危因素[2]。

（二）子宫托治疗的效果

国外患者满意度的研究结果：Clemons 等[11]对 73 例成功佩戴子宫托者随访 2 个月，几乎所有患者的脱垂症状均得以缓解，92% 的使用者对子宫托满意。Bai 等[3]对 104 例患者进行随访，结果显示 82.7% 的患者有泌尿系统症状，73.1% 的患者有出血、侵蚀或异味等并发症，70.2% 的患者满意。说明佩戴子宫托虽然并发症发生率高，但多不严重且并不影响患者的满意度。

我们随访使用子宫托患者，并收集其使用子宫托前后的盆底功能障碍问卷（PFDI-20）和盆底障碍影响简易问卷（PFIQ-7）。统计结果显示：除结直肠肛门困扰量表（CARDI-8）及结直肠肛门影响量表（CARIQ-7）使用前后评分差异无统计学意义（P＞0.05）外，其余 6 项生活质量评分差异均有统计学意义（P＜0.05），且使用子宫托后的评分均值较使用前均有明显下降。可见子宫托可显著改善患者的症状和提高生活质量。使用期间部分患者可能因自觉不适、取放困难、局部有出血或感染、子宫托脱落以及无合适子宫托型号等情况中途放弃使用。取放困难/麻烦是影响子宫托使用的主要因素，在使用最初 6 个月内应加强随访和指导[5]。

（三）子宫托应用的并发症

子宫托应用的并发症大体可以分为侵蚀性、炎症性、肿瘤性以及梗阻性[12]。

1. 炎症及肿瘤 子宫托作为异物可能导致局

部细菌聚集，发生感染，形成慢性炎症。使用子宫托者最常见的并发症为分泌物增多、异味、溃疡及出血等，症状轻。如出现上述症状，需暂停使用子宫托，予坐浴，外用雌激素软膏、阴道栓剂或凝胶等抗炎治疗，待症状好转后可继续使用。可出现罕见的宫颈癌、阴道癌，也不除外子宫托材料本身的化学致癌作用或异物刺激致癌作用[13]。

2. 侵蚀　子宫托长期压迫局部可导致阴道局部血供下降，继发溃疡、坏死，甚至膀胱阴道瘘、直肠阴道瘘，需外科协助下手术治疗。图 2-5 所示为长期放置茎杆形子宫托，负压使宫颈局部形成突起。少见的严重并发症多与不合理使用子宫托有关，如长期放置忽略取出的患者。发生子宫托阴道嵌顿、移位、膀胱阴道瘘或直肠阴道瘘的病例，国内外均有文献报道[14-17]。国外也有报道长期合理使用子宫托仍发生膀胱阴道瘘的个例[18]。

3. 泌尿系统梗阻　当子宫托压迫膀胱或输尿管时，可能出现肾盂积水、输尿管积水等梗阻症状。也有报道环形子宫托引发急性肾衰竭的个例[19]。如出现泌尿系统梗阻，需立即取出子宫托以缓解症状。

子宫托的取放录相，请扫描二维码观看

（杨俊芳　韩劲松）

参考文献

[1] ACOG Practice Bulletin No. 85: Pelvic organ prolapse. Obstet Gynecol, 2007, 110(3): 717-729.

[2] Manchana T. Ring pessary for all pelvic organ prolapse. Arch Gynecol Obstet, 2011, 284(2): 391-395.

[3] Bai SW, Yoon BS, Kwon JY, et al. Survey of the characteristics and satisfaction degree of the patients using a pessary. Int Urogynecol J Pelvic Floor Dysfunct, 2005, 16(3): 182-186; discussion 186.

[4] 朱兰，王文艳，郎景和，等. 子宫托治疗女性盆腔器官脱垂的前瞻性研究. 实用妇产科杂志，2010，04：279-282.

[5] 杨俊芳，韩劲松. 硅胶子宫托治疗盆腔器官脱垂的临床研究. 中华妇产科杂志，2012，47(7)：529.

[6] Wu V, Farrell SA, Baskett TF, et al. A simplified protocol for pessary management. Obstet Gynecol, 1997, 90(6): 990-994.

[7] Jones KA, Harmanli O. Pessary use in pelvic organ prolapse and urinary incontinence. Rev Obstet Gynecol, 2010, 3(1): 3-9.

[8] 王宇，杨俊芳，韩劲松，等. 重度盆腔器官脱垂患者选择手术治疗或子宫托治疗的影响因素. 中华妇产科杂志，2015，2：112-115.

[9] Hanson LA, Schulz JA, Flood CG, et al. Vaginal pessaries in managing women with pelvic organ prolapse and urinary incontinence: patient characteristics and factors contributing to success. Int Urogynecol J Pelvic Floor Dysfunct, 2006, 17(2): 155-159.

[10] Trowbridge ER, Fenner DE. Conservative management of pelvic organ prolapse. Clin Obstet Gynecol, 2005, 48(3): 668-681.

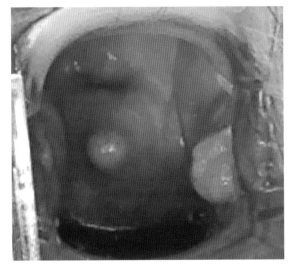

图 2-5　茎杆形子宫托负压使宫颈局部形成突起

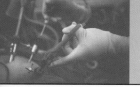
[11] Clemons JL, Aguilar VC, Tillinghast TA, et al. Patient satisfaction and changes in prolapse and urinary symptoms in women who were fitted successfully with a pessary for pelvic organ prolapse. Am J Obstet Gynecol，2004，190(4)：1025-1029.

[12] Roberge RJ, Keller C, Garfinkel M. Vaginal pessary-induced mechanical bowel obstruction. J Emerg Med，2001，20(4)：367-370.

[13] Schraub S, Sun XS, Maingon P, et al. Cervical and vaginal cancer associated with pessary use. Cancer，1992，69(10)：2505-2509.

[14] Fernando RJ, Sultan AH, Thakar R, et al. Management of the neglected vaginal ring pessary. Int Urogynecol J Pelvic Floor Dysfunct，2007，18(1)：117-119.

[15] Arias BE, Ridgeway B, Barber MD. Complications of neglected vaginal pessaries: case presentation and literature review. Int Urogynecol J Pelvic Floor Dysfunct，2008，19(8)：1173-1178.

[16] 刘兴秀，刘静.子宫托嵌顿致严重并发症1例. 郧阳医学院学报，2006，04：243.

[17] Lim BK, Collaris RR. Migration of a Hodge pessary into the abdominal cavity; a rare complications. J Obstet Gynaecol Res，2008，34(3)：436-438.

[18] Kaaki B, Mahajan ST. Vesicovaginal fistula resulting from a well-cared-for pessary. Int Urogynecol J Pelvic Floor Dysfunct，2007，18(8)：971-973.

[19] Onyemekeihia UR, Esume CO, Oladele CO, et al. Herbal vaginal pessary induced acute renal failure. Indian J Nephrol，2009，19(4)：158-160.

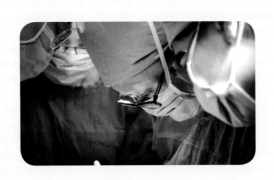

第三章

阴道前后壁修补术

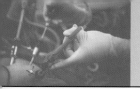

女性盆腔器官脱垂手术治疗学

阴道壁修补术（colporrhaphy）由 Kelly 在 1913 年发明，即 Kelly 缝合术[1]。Kelly 缝合术通过折叠缝合缩短普遍伸展的筋膜组织来纠正阴道前后壁膨出，其理论依据是筋膜的过度伸展变薄而导致阴道前后壁膨出。这个术式已经使用了百年。

一、相关解剖

阴道前壁及膀胱各自被一层盆内筋膜所围绕，正常的阴道前壁筋膜发育良好，且含有平滑肌组织，但膀胱筋膜很薄，紧贴膀胱肌层。

正常情况下，在阴道前壁的 1/2 处，距离尿道口约 4 cm，阴道筋膜与膀胱筋膜之间有一裂隙，

称为阴道膀胱间隙（图 3-1）。手术时于此间隙分离膀胱及阴道壁。在阴道前壁的下 1/2 相当于尿道内口处，膀胱筋膜与阴道筋膜相融合。沿融合线有一线形凹陷，即阴道横沟（图 3-2），此为分离阴道膀胱间隙的标志。融合的筋膜在尿道后方与尿道黏膜粘合致密，并向下伸展，在近尿道外口的平面处，形成尿道后韧带。故分离阴道与尿道时需锐性分离，否则易损伤尿道。尿道后韧带向两旁伸展和耻骨支相连接，形成了一层几乎完全由平滑肌所构成的支持尿道的组织。

在阴道壁的上部，膀胱筋膜和子宫颈的前部相连，形成膀胱子宫颈韧带。在其内侧为疏松无血管的膀胱子宫颈间隙，手术时经此间隙分离子宫

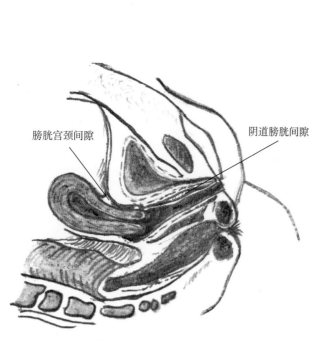

膀胱宫颈间隙　　阴道膀胱间隙

图 3-1　盆腔解剖示意图（矢状位）

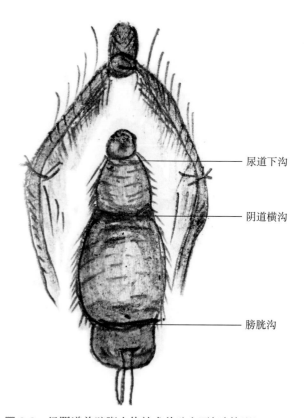

尿道下沟

阴道横沟

膀胱沟

图 3-2　经阴道前壁膨出修补术前壁主要解剖标识

颈与膀胱。在尿道口上约 0.6 cm 处有一横沟，称为尿道下沟（图 3-2），相当于泌尿生殖膈的部位。修补尿道膨出时，切口由此处开始。

在近宫颈的前阴道壁部分有一横沟，称为膀胱沟，即阴道段子宫颈与膀胱交界处。此解剖为阴道前壁修补术中切开阴道黏膜的标志。

膀胱阴道膨出的主要原因系泌尿生殖裂隙的扩大，耻骨膀胱宫颈韧带的裂伤及泌尿生殖膈的损伤，而使尿道与膀胱失去支持所致。

阴道后壁膨出主要是因肛提肌（主要是耻骨尾骨肌）与阴道直肠筋膜的松弛或损伤，使直肠自肛提肌上侧向阴道侧膨出。

二、适应证

阴道前后壁膨出有症状者。

三、手术步骤

（一）阴道前壁修补

1. 患者取膀胱截石位，消毒、铺巾。暴露阴道前壁。

2. 在阴道前壁黏膜下层注入 0.1% 肾上腺素或生理盐水打水垫进行水分离，以利于阴道膀胱间隙的分离、减少术中出血（图 3-3）。

3. 在阴道膀胱沟稍下方横行切开阴道黏膜，锐性分离阴道膀胱间隙（图 3-4）。

4. 纵行剪开阴道黏膜，至阴道横沟，分离两侧阴道黏膜与膀胱间隙，向两侧继续游离超越脱垂部分（图 3-5）。

5. 组织剪剪开膀胱宫颈筋膜，再以手指或刀柄沿膀胱宫颈间隙将膀胱推至阴道切线的上部，暴露双侧膀胱宫颈韧带及双侧主韧带（图 3-6）。

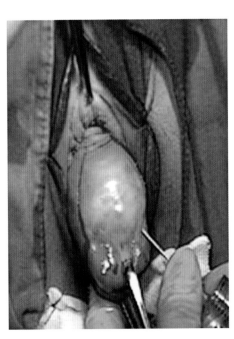
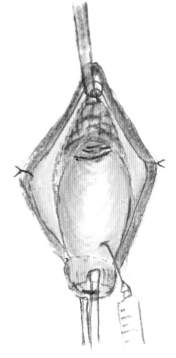

图 3-3　阴道前壁黏膜下水垫分离

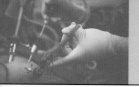

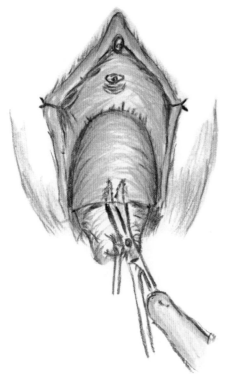

图 3-4　分离阴道膀胱间隙

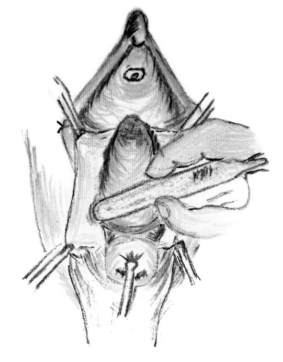

图 3-5　游离阴道前壁黏膜

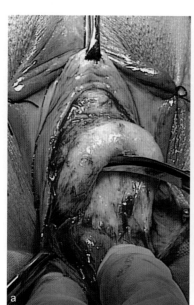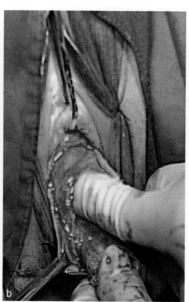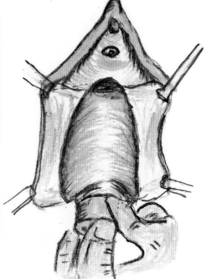

图 3-6　分离膀胱宫颈间隙。a. 剪开膀胱宫颈筋膜；b. 以手指分离膀胱宫颈间隙

6. 根据膀胱膨出程度先行 2～4 个荷包缝合，上推膀胱，再间断 U 字缝合阴道膀胱筋膜（图 3-7）。如行阴式子宫切除者，于阴道断端内侧缝合双侧膀胱宫颈韧带及主韧带，并固定于宫颈筋膜上，使膀胱固定在宫颈较高部位。

7. 剪除多余的阴道黏膜，用 2/0 可吸收线缝合阴道黏膜（图 3-8）。

（二）尿道旁 Kelly 缝合

如膀胱膨出合并压力性尿失禁者需同时行膀胱颈处的尿道旁 Kelly 缝合，所增加的手术步骤为：

1. 阴道切口延长至尿道下沟。

2. 锐性分离尿道旁组织，暴露尿道两侧（图 3-9）。

3. 尿道插一 16 号橡皮导尿管，用 4 号丝线间断褥式缝合尿道两侧筋膜，打结后抽动橡皮导尿管有收缩感为适宜（图 3-10）。

4. 其余各点同膀胱膨出修补术。

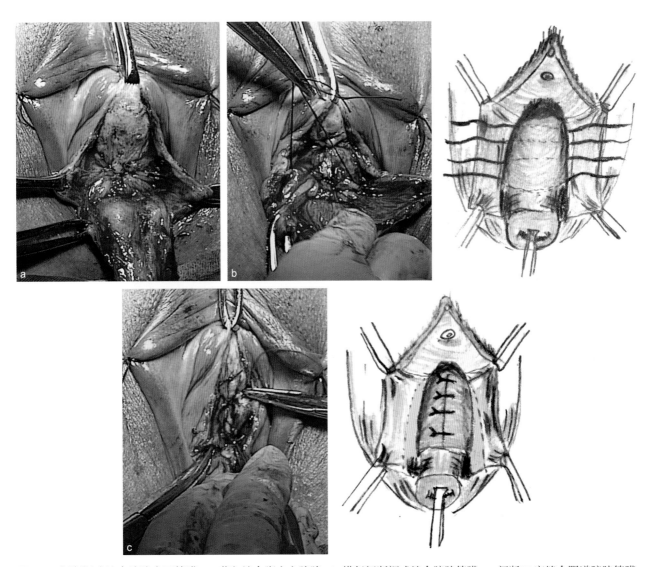

图 3-7　间断褥式缝合膀胱表面筋膜。a.荷包缝合膨出之膀胱；b.横行间断褥式缝合膀胱筋膜；c.间断 U 字缝合阴道膀胱筋膜

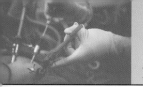
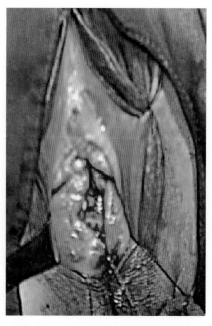
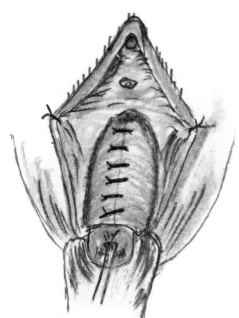

图 3-8　剪除多余阴道黏膜，缝合关闭阴道黏膜

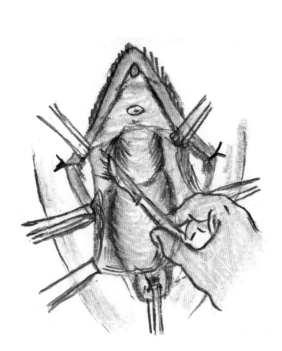

图 3-9　锐性分离尿道旁组织，暴露尿道及尿道旁

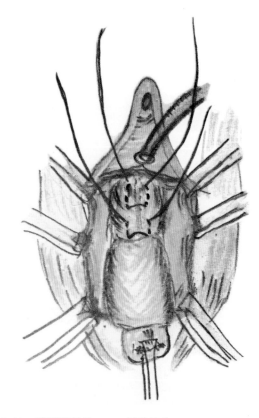

图 3-10　膀胱颈处的 Kelly 折叠缝合

（三）阴道后壁修补及会阴体修补

1．用 Allis 钳夹两侧小阴唇下端，使两钳合拢后，试探新阴道口可容两指便可（图 3-11）。

2．切开或剪去两钳中间的阴道后壁黏膜及会阴皮肤边缘（图 3-12）。

3．于阴道直肠间隙打水垫，在切口中部紧贴阴道黏膜分离阴道直肠间隙，达直肠膨出部位以

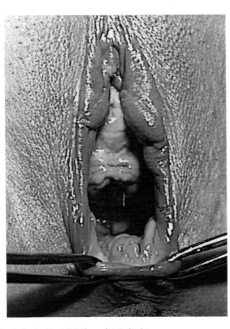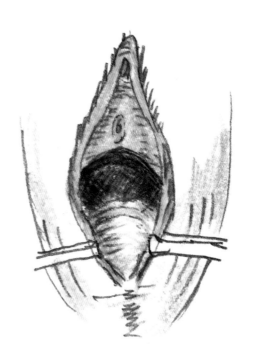

图 3-11　Allis 钳夹确定成形后阴道口合适宽度

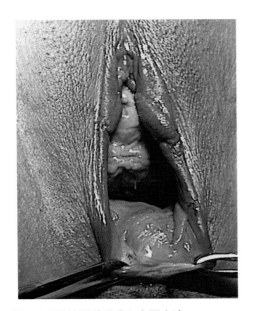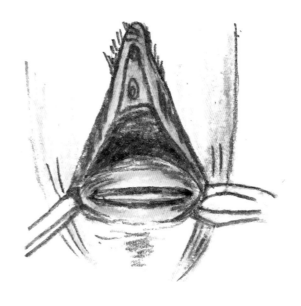

图 3-12　剪切开会阴处阴道黏膜和会阴皮肤

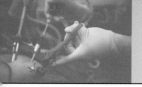
上（图 3-13）。

4．沿中线剪开阴道后壁，并向两侧分离阴道直肠间隙，显露肛提肌（图 3-14）。

5．游离阴道后壁黏膜（图 3-15）。

6．荷包缝合或横行褥式折叠缝合膨出直肠表

面筋膜（图 3-16）。

6．用 1/0 可吸收线或 7 号丝线间断对缝两侧肛提肌 1～2 针（图 3-17）。

7．剪除多余阴道黏膜，用 2/0 可吸收线缝合阴道黏膜、会阴皮下组织及会阴皮肤（图 3-18）。

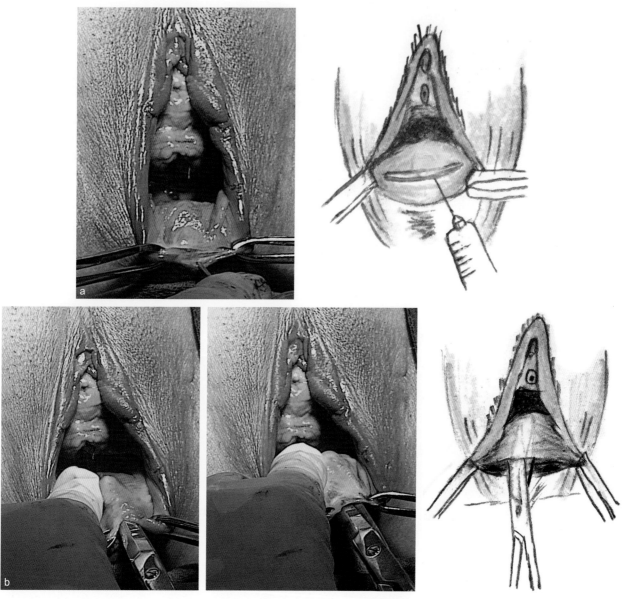

图 3-13　分离阴道直肠间隙。a. 于阴道直肠间隙打水垫；b. 组织剪紧贴阴道黏膜分离阴道直肠间隙

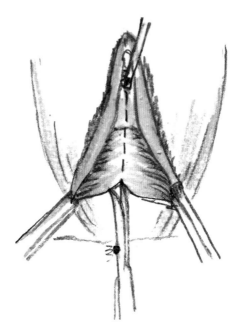

图 3-14　沿中线剪开阴道后壁，并向两侧分离阴道直肠间隙

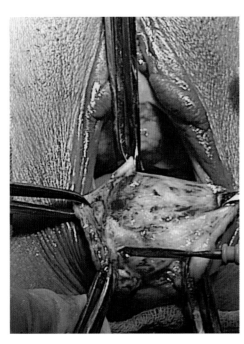

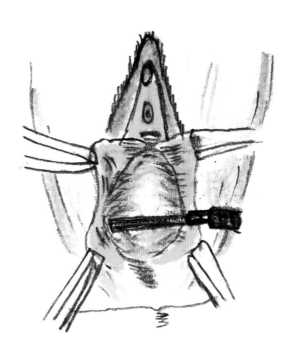

图 3-15　游离阴道后壁黏膜

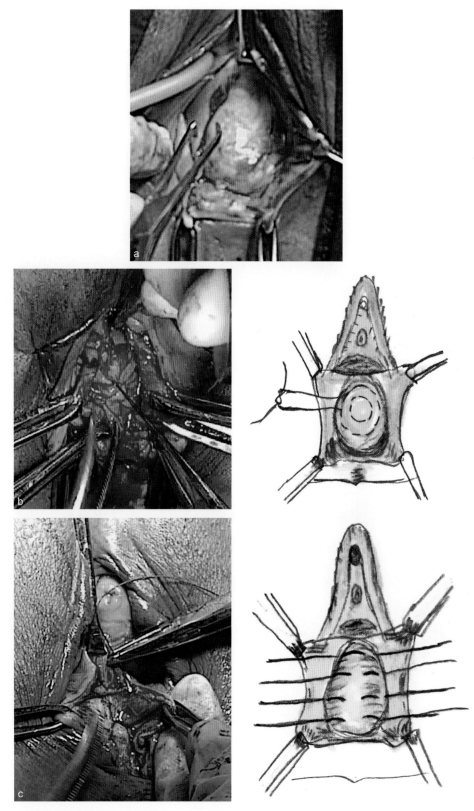

图 3-16　荷包缝合或横行褥式折叠加固直肠筋膜。a.充分游离阴道后壁黏膜，见膨出之直肠；b.荷包缝合直肠表面筋膜；c. U 形或横行褥式折叠加固直肠筋膜

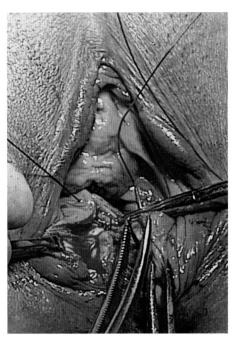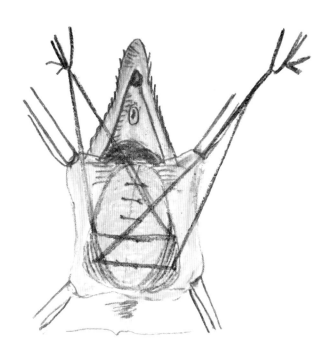

图 3-17　缝合加固肛提肌

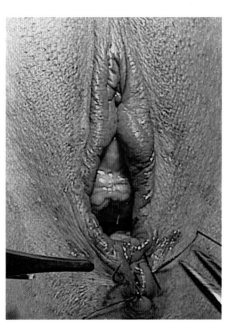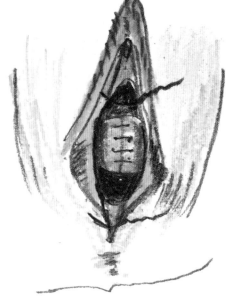

图 3-18　剪除多余阴道黏膜，缝合关闭阴道后壁，成形会阴体

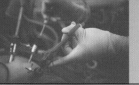

四、并发症及处理

(一)出血

在分离阴道膀胱间隙及膀胱宫颈间隙过程中易发生出血。如间隙正确、组织疏松，不易出血。如组织不疏松、出血多，应考虑分离过浅或过深。

阴道黏膜下注入生理盐水或肾上腺素盐水有利于找准层次，减少出血。遇出血者可用纱布压迫止血，有明显出血点可电凝止血。膨出症状重者创面大，易出血多，需迅速操作，以减少术中出血。如术中易渗血，术后阴道可放置碘仿纱条压迫以减少术后血肿形成机会。

(二)膀胱、输尿管损伤

膀胱膨出修补术易发生膀胱损伤。损伤原因包括：①横行切开阴道黏膜切口位置偏高，而不是在膀胱宫颈附着部下方，且非逐层切开所致；②阴道膀胱间隙未找准，进入膀胱肌层，表现为组织间隙不疏松、易出血；③剪开膀胱宫颈筋膜时，膀胱宫颈间隙未找准，可以膀胱内金属导尿管做指示，找到膀胱宫颈间隙后，以手指指腹做着力点，紧贴宫颈向上推。意外的膀胱切开应当逐层进行修补并留置尿管 7~14 天，以保证其完全愈合。

输尿管损伤和阻塞很少发生（0~2%），通常出现在严重的膀胱脱出或顶端脱垂时。

(三)感染

术前注意提前坐浴、阴道冲洗，绝经后妇女可局部用雌激素使阴道上皮增厚以增加抵抗力；术中严格消毒和遵循无菌技术；术后预防性使用抗生素并保证外阴清洁。如阴道塞纱布需及时取出。

(四)对性功能的影响

目前，尚缺乏传统阴道前壁修补术后性功能评估的相关数据。仅少数观察性研究认为术后性生活质量有所提高或无改变，尤其在术前有压力性尿失禁的患者中提高更为显著，其原因与术后压力性尿失禁得以纠正有关。少数患者（约9%）术后由于性交痛而影响性生活质量[2-3]。

五、对传统阴道前壁修补术的评价

阴道前壁膨出是盆腔器官脱垂中最常见的一种类型，其治疗需要同时处理一系列复杂问题，包括尿失禁、尿潴留、性交困难等；并且阴道前壁是盆腔器官脱垂手术后最易复发的部位，因此也是处理最棘手的脱垂类型。所以，何种手术为阴道前壁膨出修补术的最佳手术方式仍有较大争议。

目前，通常认为传统的阴道前壁修补术术后复发率高，使其应用受到一定的限制。国外报道的复发率为40%左右[4]。国内2005年金玲等[5]对传统术式（子宫全切和阴道前后壁修补）进行回顾性调查发现，传统术式复发率为54%。但是，其对复发的定义包括POP-Q Ⅰ度的患者，所以统计的复发率偏高。当将复发定义为POP-Q Ⅱ度以上，经修正后的复发率为37.8%。2007年游柯等[6]报道的传统术式复发率为38.4%（POP-Q Ⅱ度及以上），与国外报道复发率类似。

为减少术后复发，应用补片或在传统阴道前壁修补术的基础上加做阴道旁修补术是近年来的新术式。

1. 传统阴道前壁修补术与加做阴道旁修补术的比较

为了减少术后复发率，国内外学者采取了一系列不同途径的阴道旁修补术（paravaginal repair, PVR），如经阴道、经腹、经腹腔镜阴道旁修补术（详见阴道旁修补章节）。传统阴道前后壁修补术的成功率为37%~100%，阴道旁修补术的成功率为76%~100%[7]，但针对传统阴道前壁修补术

（anterior colporrhaphy，AC）与 AC+ PVR 进行比较的文章较为缺乏，大多数仅为针对 PVR 的描述性研究。国内詹雪梅等[8]回顾分析了 30 例阴式子宫切除 +AC+ 经阴道的阴道旁修补术（vaginal paravaginal repair，VPVR）与同期不加阴道旁修补术患者进行比较，术后随访 VPVR 组无复发，主观满意度 100%，客观满意度 96%；对照组 5 例分别于术后 1、6、11、13、15 个月复发，但程度均为Ⅰ度，主观满意度 94%，客观满意度 90%。就严格复发率定义来讲，二者无差异。

国外 Morse AN[9] 等利用回顾性病例对照研究，针对 AC 与 AC+VPVR 的治疗效果进行比较。结果显示：AC 组较 AC+VPVR 组的解剖学复发时间有更长的趋势（复发中位时间 24 个月 $vs.$13 个月，P=0.069）；并且通过电话随访，AC 组患者中 55% 有膀胱症状或脱垂症状，AC+VPVR 组患者中 46% 有上述症状，二者间无显著差异（P=0.89）。说明在原有 AC 基础上，添加 VPVR 并未改善复发情况。

迄今为止，尚未检索到阴道前壁修补与在阴道前壁修补基础上添加阴道旁修补的前瞻性临床研究，所以在进行传统阴道前壁修补同时，是否加强阴道旁缺陷的修补尚无临床证据支持。

2. 传统阴道前壁修补术与添加补片的阴道前壁修补术的比较

20 世纪 50 年代起，人工合成补片用于修补腹壁疝等疾病。20 世纪 90 年代，首次有妇科医生将人工合成补片用于尿失禁的手术治疗及盆腔器官脱垂的经阴道修补中，以降低术后复发率[10]。1996 年，美国 FDA 首次批准用于压力性尿失禁修补的合成吊带；2002 年，批准用于盆腔器官脱垂的人工合成补片。根据 FDA 的资料，2010 年美国至少有 10 万例盆腔器官脱垂患者接受了加用人工合成补片的盆底重建手术，其中约 7.5 万例经阴道操作完成。人工合成补片成品套盒在我国的使用也发展迅速。相对应用自体组织筋膜的盆底重建手术，

其主要优点是能最大限度地简化手术操作，并能同时纠正中央缺陷和侧方缺陷，实现手术的标准化和规范化，给临床工作带来了很多便利。但是，由于人工合成补片添加手术有暴露、感染、疼痛、泌尿系统问题和脱垂、尿失禁的复发，也有肠道、膀胱和血管穿孔，阴道瘢痕形成，性交不适等一系列问题，所以 2008 年以来 FDA 曾两次就经阴道人工合成补片的使用发出安全警示。传统阴道前后壁修补及合成补片添加手术也一直是争论的焦点。

国内较早针对传统术式及人工合成补片添加术式进行比较的文章为 2011 年韩劲松[11]发表的综述。该文章对不同学者的不同研究结果进行总结，发现在传统术式及人工合成补片添加术式的成功率、复发率等方面，不同的学者研究结果并不一致。某些文章提示人工合成补片添加术式的成功率优于传统术式，而部分又提示二者间无明显差异。该文章呼吁在评价治疗效果时除关注客观结果（解剖学）外，还需要关注患者的主观感受，以及患者的生活质量、性生活质量。

2014 年，国内陈瑶[12]、黄晨玲子[13]等分别就传统阴道前壁修补术及人工合成补片（聚丙烯补片）添加进行阴道前壁修补做了 meta 分析，两篇 meta 分析分别搜集了以英文及中文发表的随机对照试验（RCT），虽然二者检索的数据库略有不同，但均纳入 10 篇相同 RCTs。两者研究目标的侧重点不同。黄晨玲子等研究表明人工合成补片组治疗盆腔器官脱垂，其客观治愈率（OR 为 3.80，95%CI 为 2.90～4.97，P<0.00001）和主观治愈率（OR 为 3.80，95%CI 为 2.90～4.97，P<0.00001）均较传统手术组好；然而，手术时间、出血量及补片暴露发生率在人工合成补片添加组却显著升高；术后再发尿失禁、术后再次手术率两者无统计学差异（P>0.05）。而陈瑶等研究结果显示，与传统的前壁修补术比较，使用聚丙烯人工合成补片能明显降低手术的失败率（P<0.01，RR=0.37，95%

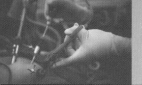

CI 为 0.31 ~ 0.45），术后新增的压力性尿失禁和性交困难则无显著差异（P=0.10，RR=1.52，95% CI 为 0.93 ~ 2.48；P=0.16，RR=1.99，95% CI 为 0.97 ~ 4.08）；人工合成补片组术后尿潴留发生率较高（P<0.05，RR=2.31，95% CI 为 1.10 ~ 4.83）。

对各种术式比较最为全面的文章为 2013 年 Cochrane 协作网登出的一篇系统评价[14]，该文章针对 1960 年至 2012 年 8 月所有被 CENTRAL（Cochrane Central Register of Controlled Trials）及 MEDLINE 收录的以英文发表的针对盆腔器官脱垂手术的 RCTs 及半随机对照试验（quasi-RCTs）文章进行检索，共纳入了 56 个 RCTs，包括 5954 例患者，有 21 个 RCTs 比较了前盆腔脱垂的术式，并针对添加人工合成补片种类的不同进行了分组分析，其中 10 个 RCTs 针对传统手术及合成补片添加手术进行比较，结论如表 3-1 ~ 3-3 所示。

传统阴道前壁修补术与 polyglactin 补片（可吸收补片）和生物补片添加修补术相比，虽然术后客观失败率高（RR=1.39，95%CI 为 1.02~ 1.90；RR=2.08，95%CI 为 1.08~4.01），但是术后主观失败率却无显著差异（RR=0.96，95%CI 为 0.33~ 2.81；RR=1.21，95%CI 为 0.64~ 2.30）。

传统的阴道前壁修补术与不可吸收人工合

表 3-1 阴道前壁修补术与 polyglactin 补片（可吸收补片）对比

	RR	95%CI
客观失败率	1.39	1.02 ~ 1.90
主观失败率	0.96	0.33 ~ 2.81

表 3-2 阴道前壁修补术与生物补片对比

	RR	95%CI
客观失败率	2.08	1.08 ~ 4.01
主观失败率	1.21	0.64 ~ 2.30

表 3-3 阴道前壁修补术与人工合成补片（聚丙烯补片）对比

	MD	RR	95%CI
客观失败率	–	3.15	2.5 ~ 3.96
主观失败率	–	1.57	1.18 ~ 2.07
再手术率	–	2.18	0.93 ~ 5.10
术中失血量	64 ml	–	48 ~ 81
手术时间	19 min	–	16 ~ 21
顶端及后盆腔复发率	–	1.9	1.0 ~ 3.4
术后尿失禁发生率	–	1.8	1.0 ~ 3.1

成补片（聚丙烯补片）添加修补术相比，术后客观复发率和主观复发率高（RR=3.15，95%CI 为 2.5~ 3.96；28%vs.18%，RR=1.57，95%CI为 1.18~ 2.07）。然而，二者在术后复发再手术率（3%vs.1.3%，RR=2.18，95%CI为 0.93~ 5.10）、生活质量及术后性交痛方面无显著差异。相反，在失血量（MD=64 ml，95%CI为 48~ 81）、手术时间（MD=19 min，95%CI为 16~ 21）、顶端及后盆腔复发率（RR=1.9，95%CI为 1.0~ 3.4）、术后尿失禁发生率（RR=1.8，95%CI为 1.0~ 3.1）方面，经闭孔人工合成补片添加组较传统手术组均显著增加。报道的人工合成补片侵蚀率为11.4%（64/563），因人工合成补片侵蚀进行手术的比率高达 6.8%（32/470）。

通过回顾文献发现，目前较普遍认为添加补片手术总的失败率低于传统阴道前壁修补术，但人工合成补片相关并发症仍为限制其发展的重要原因，如何避免传统手术高复发率与人工合成补片并发症间的平衡点尚无定论；且传统利用自身组织进行修复手术为众多复杂盆底术式中的基础术式，仍需予以重视；另外，传统阴道前壁修补手术联合阴道旁修补术同时纠正中央型缺陷及阴道旁缺陷的手术，尚需要大样本的前瞻性临床试验进行评价。

阴道后壁及会阴自体组织修补手术、阴道后壁自体组织修补手术录相，请扫描二维码观看

（贺豪杰　卢丹）

参考文献

[1] Kelly HA. Incontinence of urine in women. Urol Cutan Rev, 1913, 1(17): 291.

[2] Haase P, Skibsted L. Influence of operations for stress incontinence and/or genital descensus on sexual life. Acta Obstet Gynecol Scand, 1988, 67(7):659-661.

[3] Lonnée-Hoffmann RA, Salvesen Ø, Mørkved S, et al. What predicts improvement of sexual function after pelvic floor surgery? A follow-up study. Acta Obstet Gynecol Scand, 2013, 92(11):1304-1312.

[4] Menefee SA, Dyer KY, Lukacz ES, et al. Colporrhaphy Compared With Mesh or Graft-Reinforced Vaginal Paravaginal Repair for Anterior Vaginal Wall Prolapse: A Randomized Controlled Trial. Obstet Gynecol, 2011, 118(6):1337-1344.

[5] 金玲，王建六，张晓红，等. 盆腔器官脱垂术后复发相关因素分析.中国妇产科临床杂志, 2005, 6(1): 8-12.

[6] 游珂，韩劲松，顾方颖，等.传统阴式手术治疗盆腔脏器脱垂术后疗效研究.中国微创外科杂志, 2007, 7(12):1192-1194.

[7] Maher C1, Baessler K. Surgical management of anterior vaginal wall prolapse: an evidencebased literature review. Int Urogynecol J Pelvic Floor Dysfunct, 2006, 17(2): 195-201.

[8] 詹雪梅，房昭，魏继红，等.阴道旁修补联合中央修补术治疗阴道前壁膨出30例.实用医学杂志，2008，24(12): 2109-2110.

[9] Morse AN, O'dell KK, Howard AE, et al. Midline anterior repair alone vs anterior repair plus vaginal paravaginal repair: a comparison of anatomic and quality of life outcomes. Int Urogynecol J Pelvic Floor Dysfunct, 2007, 18(3): 245-249.

[10] Parker MC，Philips RK. Repair of rectocele using Marlex mesh. Ann R Coll Engl, 1993, 75(3): 193-194.

[11] 韩劲松.盆底重建手术中传统术式与新术式应用比较.中国实用妇科与产科杂志，2011，27(1): 5-8.

[12] 陈瑶，郭翼，童晓文.采用聚丙烯网片的阴道前壁修补术治疗阴道前壁脱垂临床效果的荟萃分析.现代妇产科进展，2014，23(4): 249-252.

[13] 黄晨玲子，林鑫子，罗新.合成网片对比阴道修补术治疗女性盆腔器官脱垂的meta分析.中国微创外科杂志，2014，(12): 1128-1134.

[14] Maher C, Feiner B, Baessler K. et al. Surgical management of pelvic organ prolapse in women. Update in: Cochrane Database Syst Rev, 2013, 4:CD004014.

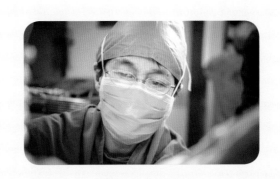

第四章

阴道旁修补术

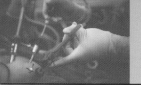

阴道旁修补术（paravaginal repair）是将断裂的耻骨宫颈筋膜侧缘重新缝合固定在骨盆侧壁的手术，即将侧上阴道沟及其上面覆盖的耻骨宫颈筋膜固定到骨盆侧壁，达到其原来的附着水平——盆筋膜腱弓水平。

耻骨宫颈筋膜缺陷的分型、经阴道阴道旁修补术的历史及解剖学基础在《妇科泌尿手术学》（Hurt WG 原著，周荣庆主译）一书中已经有详尽的描述 [1]，本章主要介绍近年来关于这个术式的文献报道和经腹腔镜阴道旁修补术。

阴道旁修补术是 White 最早在 1909 年、1912 年提出的。这个术式以解剖学研究为基础，确立了由于耻骨宫颈筋膜的侧面与骨盆侧壁分离导致膀胱膨出的理论，通过缝合侧阴道前壁筋膜至盆内筋膜的白线可以达到治愈。这个理论及术式在 20 世纪 70 年代被 Richardson 重新发现和经解剖学研究再次证实。

一、相关解剖

如图 4-1 所示，白色部分为耻骨宫颈筋膜，其两侧缘与闭孔内肌筋膜和肛提肌群表面的深筋膜相连接处形成的盆筋膜腱弓连接。

盆筋膜腱弓的走向：起自耻骨支内面的一点（约在中线旁 1 cm 、耻骨下缘 1 cm 处）向后至坐骨棘止。双侧盆筋膜腱弓之间有一层耻骨宫颈筋膜，类似吊床样结构（图 4-2 ）。

正常状态下，耻骨宫颈筋膜与盆筋膜腱弓相连接，可支撑保持膀胱在盆腔内的正常位置（图 4-2 ~ 4-4 ）。当耻骨宫颈筋膜自盆筋膜腱弓处撕裂，失去对膀胱的支撑作用，便导致膀胱膨出。耻骨宫颈筋膜的断裂（图 4-5 ）一般发生在骨盆侧壁沿盆筋膜腱弓的附着处，或紧靠宫颈的前面。有 4 处耻骨宫颈筋膜缺陷可能造成阴道前壁膨出（膀胱、

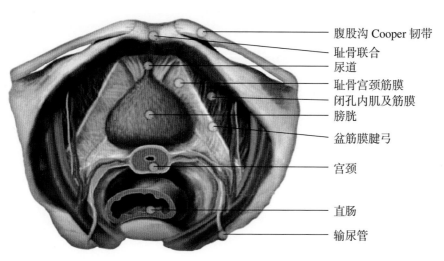

图 4-1　盆底相关解剖（图片由强生公司授权提供）

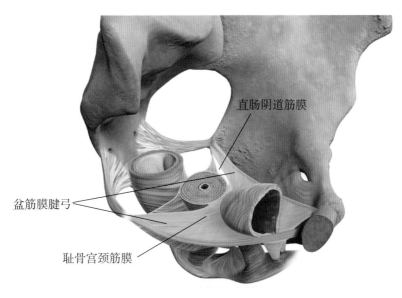

直肠阴道筋膜

盆筋膜腱弓

耻骨宫颈筋膜

图 4-2 耻骨宫颈筋膜和盆筋膜腱弓示意图（图片由强生公司授权提供）

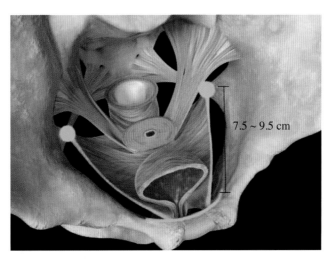

7.5～9.5 cm

图 4-3 耻骨宫颈筋膜和盆筋膜腱弓示意图（图片由强生公司授权提供）

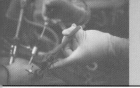

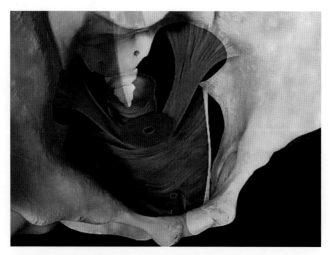

图 4-4　盆筋膜腱弓示意图（图片由强生公司授权提供）

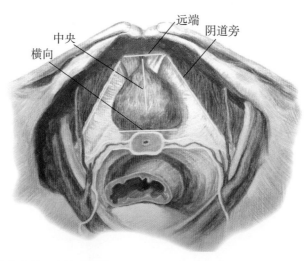

图 4-5　耻骨宫颈筋膜可能断裂或分离的 4 个缺陷部位

尿道、膀胱尿道膨出并存）。阴道旁修补术就是将撕裂的耻骨宫颈筋膜重新缝合至盆筋膜腱弓的侧壁上，使膀胱复位。

阴道旁修补术与同时期（1913 年）Kelley 发明的阴道前壁缝合术不同。Kelley 缝合术亦称 anterior colporrhaphy。这个术式的理论依据是认为阴道前壁和膀胱膨出是由于阴道黏膜下覆盖于膀胱壁的一薄层耻骨宫颈筋膜的过度伸展变薄所致。基于这个理论，手术就是折叠及缩短普遍伸展的筋膜组织，也就是传统的在近百年来应用最广泛的筋膜折叠缝合阴道前壁修补术。而阴道旁修补术的理论和术式远没有得到同样的重视和使用。

二、阴道旁缺陷的临床诊断

取膀胱截石位做阴道前壁检查：当盆底支持正常、无症状时，可见正常尿道口，尿道膀胱连接部位黏膜表面可见膀胱沟，阴道前壁与盆筋膜腱弓相连的两侧支持上有阴道侧沟，前壁比后壁短约1 cm，覆盖尿道和膀胱的阴道黏膜通常有皱褶。查体时要注意初步判断有无阴道旁缺陷及中央型缺陷的存在。

当有阴道旁缺陷时，一侧或两侧阴道侧沟消失伴尿道和尿道膀胱连接处活动度增大。检查时以阴道内手指用力从骨盆侧壁向耻骨支上部顶起阴道，如有耻骨宫颈筋膜自骨盆侧壁的分离，手上会感到毫无抵抗力。仅用阴道窥器的后叶，嘱患者向下用力同时观察阴道前壁，可以见到阴道旁沟脱出阴道口外，阴道皱襞仍可见（图 4-6a、b）。

用一弯卵圆钳，沿着白线一直到两侧坐骨棘，抬高阴道侧穹窿以替代盆腔内筋膜及白线对阴道的支持作用，抬高后膨出明显减轻提示存在阴道旁缺陷（图 4-6c）。先支撑一侧，再支撑另一侧，可以确定是单侧还是双侧。如果抬高后膨出不减轻，则有中央区域或远端横向的耻骨宫颈筋膜缺陷。而以中央型缺陷为主的阴道前壁膨出时，阴道的黏膜皱襞光滑变薄，两边阴道侧沟存在。但临床诊断的准确性尚待研究。

决定手术方式之前，确定前盆腔损伤部位，拟定合理的方式是有必要的，譬如采用磁共振成像（MRI）有助于阴道旁缺陷及中央型缺陷的鉴别。一般在轴位像上阴道旁缺陷时，可以看到膀胱两侧角下移，形成"鞍囊征"（图 4-7b、c）。

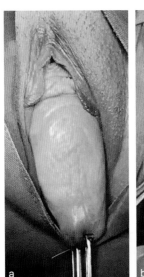 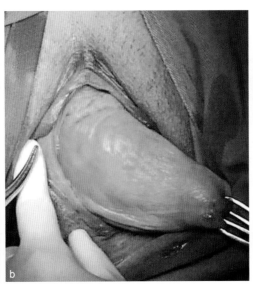 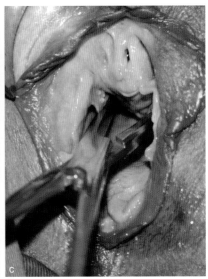

图 4-6　阴道旁缺陷检查方法。a. 阴道旁缺陷；b. 侧方支持完全丧失，侧沟消失，显示阴道旁缺陷；c. 卵圆钳抬高阴道侧沟后，膨出消失

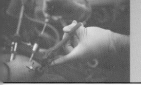

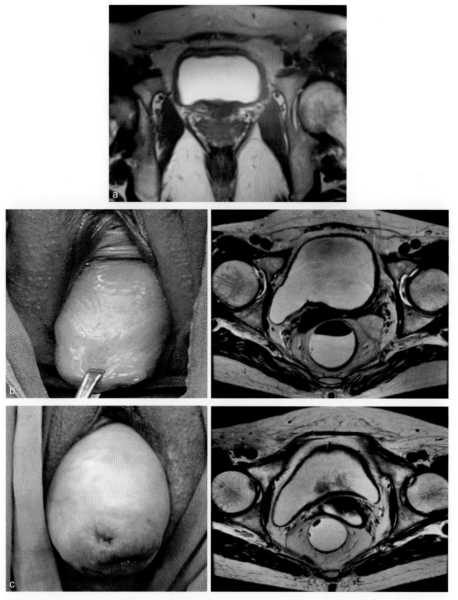

图4-7　阴道旁缺陷及中央缺陷的MRI图像。a.未生育妇女，盆腔器官无脱垂，MRI示膀胱支撑正常；b.阴道前壁膨出Ⅳ度，MRI示右侧阴道旁缺陷及中央缺陷：膀胱右侧角下移，呈"鞍囊征"，中央支撑差，呈下移表现；c.阴道前壁膨出Ⅳ度，MRI示双侧阴道旁缺陷，膀胱两侧角下移，呈"鞍囊征"

三、手术步骤

　　阴道旁修补术的手术路径主要包括经阴道的阴道旁修补术（vaginal paravaginal repair，VPVR）、

经腹阴道旁修补术（abdominal paravaginal repair，APVR）、经腹腔镜（耻骨后）阴道旁修补术（laparoscopic paravaginal repair，LPVR）。

　　阴道前壁膨出是盆腔器官脱垂手术治疗中最困难和最易复发的部位。经阴道的阴道旁修补术不

需特殊手术器械，不需昂贵的材料，术后效果好，但手术操作困难、费时，缝合部位的准确性较难把握，近年来被经阴道补片添加的阴道前壁修补术所替代，因为补片添加修补术可以同时修复中央和旁缺陷（图 4-8a、b）。

随着腹腔镜下缝合技术的普遍应用，经腹腔镜阴道旁修补术已经替代了开腹的阴道旁修补术。本章主要介绍经腹腔镜阴道旁修补术和经腹腔镜改良阴道旁修补术。

（一）经腹腔镜阴道旁修补术

　　1. 常规腹腔镜进腹，膀胱内注入亚甲蓝液 100 ml 左右以辨认膀胱顶界限，在膀胱顶上 2 ～ 3 cm 处横行打开前腹膜（图 4-9a）。

　　2. 分离并暴露耻骨后间隙、耻骨联合、两侧耻骨、闭孔内肌、盆筋膜腱弓（白线）、坐骨棘部位及阴道侧壁内面、膀胱（图 4-9b）。

　　3. 非右利手手指经阴道向一侧穹窿顶起，将膀胱推向对侧，缝合右侧阴道黏膜下组织和盆筋膜腱弓，依次间断缝合闭合阴道旁与盆筋膜腱弓的断裂部位，使膀胱复位（图 4-9b ～ f、图 4-10、图 4-11）。

　　4. 充分止血后缝合腹膜。

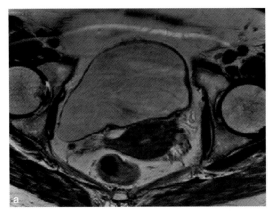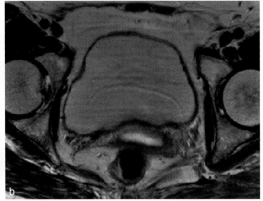

图 4-8　a. 术前 MRI 显示右侧阴道旁缺陷；b. 经阴道补片添加手术后 MRI 图像提示阴道旁缺陷已纠正

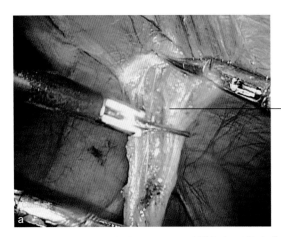

膀胱顶上 3 cm 处横行打开前腹膜

图 4-9　经腹腔镜阴道旁修补术手术步骤。a. 膀胱顶上 3 cm 处横行打开前腹膜

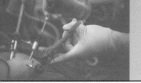

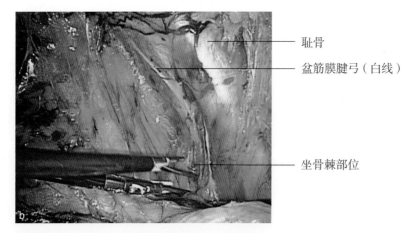

耻骨

盆筋膜腱弓（白线）

坐骨棘部位

图 4-9（续） 经腹腔镜阴道旁修补术手术步骤。b.暴露耻骨后间隙、阴道旁、盆筋膜腱弓走行

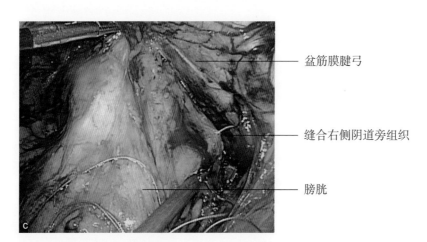

盆筋膜腱弓

缝合右侧阴道旁组织

膀胱

图 4-9（续） 经腹腔镜阴道旁修补术手术步骤。c.缝合阴道旁

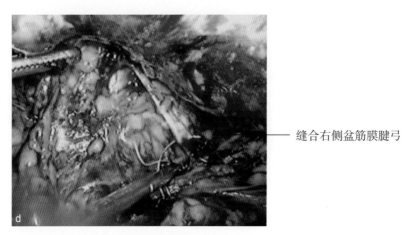

缝合右侧盆筋膜腱弓

图 4-9（续） 经腹腔镜阴道旁修补术手术步骤。d.缝合盆筋膜腱弓

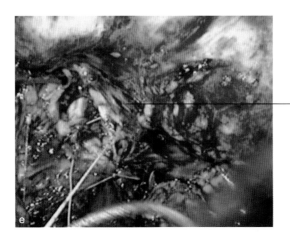

依次缝合阴道旁组织和盆筋膜腱弓

图4-9（续）　经腹腔镜阴道旁修补术手术步骤。e.依次缝合阴道旁和盆筋膜腱弓

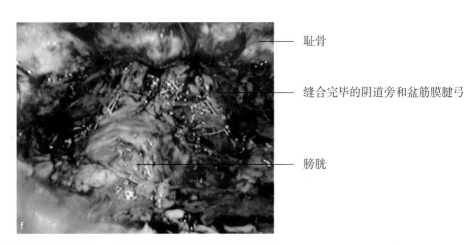

耻骨

缝合完毕的阴道旁和盆筋膜腱弓

膀胱

图4-9（续）　经腹腔镜阴道旁修补术手术步骤。f.缝合完毕的阴道旁和盆筋膜腱弓

（二）经腹腔镜改良阴道旁修补术

所谓改良是指将阴道旁组织缝合至腹股沟 Cooper 韧带，而不是盆筋膜腱弓处。Mehmet Ersoyt[3] 通过对尸体的研究发现，有的妇女无盆筋膜腱弓，有的妇女盆筋膜腱弓薄弱，因此他认为盆筋膜腱弓作为固定缝线处是不适当的，并提出在阴道旁修补术中若使用盆筋膜腱弓，必须以盆筋膜腱弓是一清楚的组织为前提。综上所述，手术中并没有将失去支持组织的膀胱宫颈筋膜固定在牢固的组织上，且盆筋膜腱弓本身相对薄弱，不足以为膀胱宫颈筋膜提供有力的支持力，这可能是患者术后复发的原因所在。改良的阴道旁修补术就是为了给膀胱宫颈筋膜提供牢固的支持组织，将膀胱宫颈筋膜缝合固定在较坚固的Cooper韧带（图4-10）。

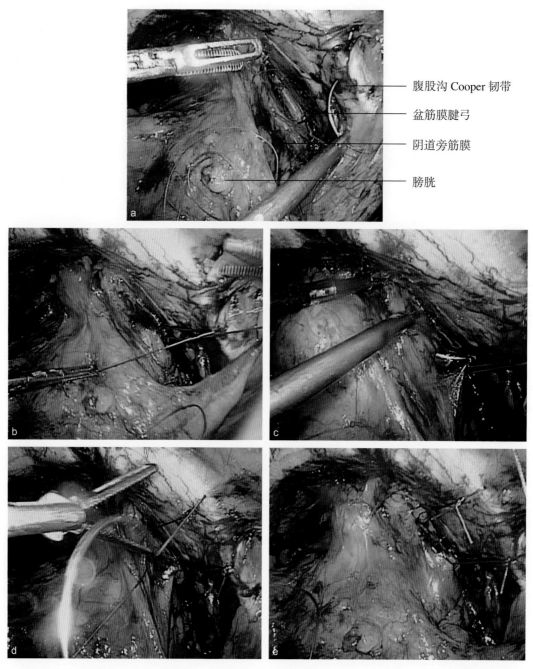

图 4-10 经腹腔镜改良阴道旁修补术手术步骤。a. 缝线已缝合右侧阴道旁和缝针正在缝合右 Cooper 韧带；b. 缝合后掌握打结的松紧度：使阴道旁组织悬吊在盆筋膜腱弓水平而非 Cooper 韧带水平；c ~ e. 依次缝合第二针、打结

右图标注（从上到下）：
腹股沟 Cooper 韧带
盆筋膜腱弓
阴道旁筋膜
膀胱

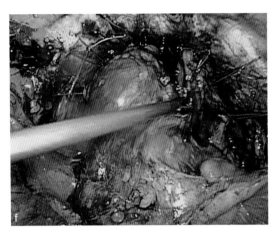

图 4-10（续） 经腹腔镜改良阴道旁修补术手术步骤。f. 两侧各缝合 3 针，缝合完毕

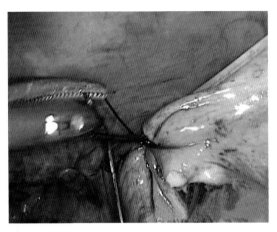

图 4-11 缝合关闭前腹膜

2011 年，Richard I. Reid 还使用移植物添加进行阴道旁修补术，使用补片连接阴道旁和 Cooper 韧带。

四、对阴道旁修补术的评价

阴道旁修补术在 20 世纪 70 年代被重新认识，当时经阴道操作复杂，而腹腔镜技术还未普及应用到盆底重建手术，人工补片添加的阴道壁修补术以术式简单、手术步骤的标准化，并可以涵盖阴道正中和旁缺陷修补的优点，很快替代了阴道旁修补术。但是报道这个术式的文献并不多，加上有关阴道旁修补术的报道仅有病例分析和回顾性的综述，对其成功率的报道和正确的评价受到限制[4]。已有的文献报道耻骨后阴道旁修补术成功率为 92%～97%[5-6]，经阴道阴道旁修补术成功率为 76%～100%[7-8]。

我们对近 5 年来阴道旁修补术的文献进行了回顾，介绍如下：

2013 年，Mohamed M. Hosni[9] 对经腹、经阴道、经腹腔镜三种途径的阴道旁修补术进行了前瞻性比较研究。对有症状的因旁缺陷致 Ⅱ～Ⅳ度阴道前壁膨出患者采用主观问卷、客观 POP-Q 分期，在术后 1、6 和 12 个月随访。共 45 例患者入组。经腹、经阴道组各 20 例在主观、客观结局上无显著性差异，经腹腔镜组仅 5 例在脱垂分期的改善方面差于另外两组。结论是经腹和经阴道的阴道旁修补术效果相同，而经腹腔镜的效果欠满意。

Reid 等[10] 在 2011 年对经腹和经阴道的阴道旁修补术进行回顾性比较，并探讨了手术结局与手术路径是否有关。在 1997 — 2007 年期间的 111 例膀胱尿道脱垂患者中，52 例经腹阴道旁修补，59 例经阴道阴道旁修补，主要评价指标是同一部位复发、失败时间和手术并发症。最初的可靠性评价使用卡方检验，可信度用卡方检验，10 年的耐久性使用 Kaplan-Meier 生存分析和考克斯比例风险模型。当使用考克斯比例风险模型时，经腹阴道旁修补术的解剖学结果比经阴道的阴道旁修补术的更持久（95% CI 为 1.029～2.708，P=0.038），Kaplan–Meier 曲线在 38 个月内稳定在高水平。两组症状缓解率相同，手术并发症发生率为 3.6%。该研究得出结论，撕裂的自体组织特

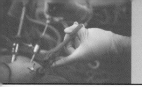

异位点的缝合确实有治愈的可能性。长期有效大多数归因于特异位点的修补而不是非特异性的瘢痕形成。

为了解阴道骶前固定术时做与不做阴道旁修补后膀胱膨出的复发率，2010年Shippey等[11]进行了回顾性队列研究。A组62例做骶前固定术同时做阴道旁修补术，B组108例做骶前固定术时不做阴道旁修补术。以Ba点≥-1 cm为复发标准。复发率为：A组10例（16.1%），B组29例（26.9%）（P=0.13, power 0.38）；A组1例（1.6%）和B组5例（4.6%）因膀胱膨出复发再次手术（P=0.42, power<0.3）。但两组间未发现有统计学上的显著差异。

五、阴道旁修补术的衍生技术——植入填充物（合成聚丙烯网片或重组生物补片）的经阴道阴道旁修补术

为了解"植入填充物是否能够改善膀胱尿道膨出的盆底力学损伤"这一问题，2011年Richard I. Reid[12]做了一项回顾性队列研究，比较了108例植入填充物的经阴道阴道旁修补术[其中89例应用了生物材料（SIS），19例应用了聚丙烯网片]，对照组为59例传统桥接自身组织的经阴道阴道旁修补术。衡量结果的主要指标有相同部位的脱垂复发率、复发的时间。用卡方检验、Kaplan-Meier的10年生存分析及Cox回归风险因素来进行统计学分析，并计算IR（可信度）。结果显示，植入填充物组较对照组的脱垂复发率减少17.7%（时序检验X^2=8.4，P≤0.05；调整后的X^2=2.94，P<0.1）。这个结果提示那些应用传统方法行经阴道的阴道旁修补术后复发的患者，他们的自身组织随着年龄增加发生了胶原变性或退化。该研究得出结论：通过复位解剖（从耻骨弓到耻骨支到宫颈旁环）重建耻骨直肠膈区域的传统手术方式虽然能够满足盆底力学结构的复位，但不能满足疝手术中（脱垂也是一种疝）重要的无张力修补术原则；而填充移植物的手术不仅能够相对简化手术难度（失败率从10.2%降至4.6%），还能够使移植物邻近连接组织获得再生（复发率由22.6%降到4.9%），从而取得更好的效果。

2010年，de Tayrac[13]对经阴道使用网片进行的两侧骶棘韧带悬吊联合阴道旁修补术的解剖和功能进行了评价。48例诊断为阴道前壁膨出和Ⅰ水平缺陷的POP-QⅡ～Ⅳ度患者，随访中位数为8个月。围术期并发症包括膀胱损伤1例（2.1%）、血肿3例（6.3%）、输尿管扭曲2例（4.2%）和坐骨神经疼痛2例（4.2%）。解剖成功率为：子宫/阴道顶脱垂97.9%（47/48），阴道前壁脱垂95.8%（46/48）。作者认为该术式具有很高的成功率，但是技术挑战性高，需要相当高水平的技巧，有输尿管和神经损伤的并发症。

最近美国波士顿科学医疗器械公司发明了更为轻便的Capio缝合器（图4-12），有报道除用于子宫骶棘韧带缝合外，还可以用于经阴道做阴道旁修补术（图4-13）和改良的阴道旁修补术。

为探讨使用Pinnacle™缝合器的安全和可行性，Cayrac[14]研究了Pinnacle™缝合器（Boston Scientific™）行骶棘韧带固定术及阴道旁修补术的可重复性和解剖学风险。方法：利用5具新鲜尸体使用Pinnacle™缝合器做简化的双侧前骶棘韧带固定术和阴道旁修补术。术后打开盆腔。结果：8个骶棘韧带和10个盆筋膜腱弓可供分析。满意的骶棘韧带固定手术4例，固定过于表浅3例，固定过高1例；骶棘韧带固定和坐骨棘之间的平均距离是18.6 mm（10～30 mm），骶棘韧带固定点和阴部神经之间的平均距离是6.5 mm（0～15 mm）；满意的盆筋膜腱弓固定5例，好的固定4例，过于表浅1例；1例（10%）网片的中间支与输尿管接触导致输尿管扭曲。结论：在尸体研究中使用Pinnacle™

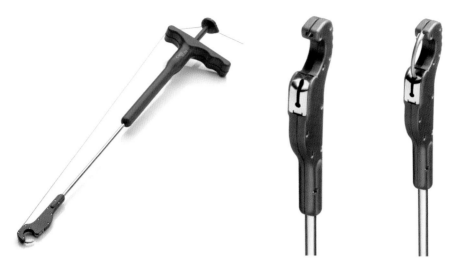

图 4-12 Capio 缝合器（图片由波士顿科学医疗器械公司授权提供）

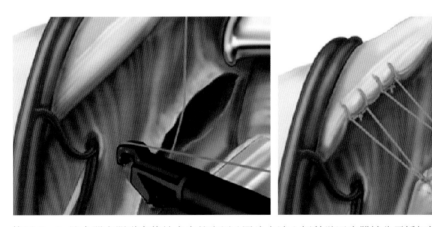

图 4-13 使用 Capio 缝合器在阴道旁修补术中的应用（图片由波士顿科学医疗器械公司授权提供）

缝合器行骶棘韧带固定术及阴道旁修补术不是每次均可重复的，这个结果证实在开始做骶棘韧带固定术前需要特殊训练。

2012 年，Leone[15] 报道使用 Capio 缝合器对经阴道阴道旁修补术进行前瞻性研究。36 例有症状的阴道前壁 Ⅱ～Ⅳ 度脱垂患者使用 Capio 缝合器做阴道旁修补后，同时做阴道前后壁修补和子宫全切除术。阴道旁修补术平均时间 12.9 min（11～18 min），失血 35 ml（20～65 ml），无严重术中并发症。2 年后随访，阴道前壁复发（POP-Q≥Ⅱ度）的占 8.6%。结论是使用 Capio 缝合器做阴道旁修补术可减少组织分离、失血和手术时间，复发率低。

2014 年，Kose 等[16] 报道新的阴道前壁修补术——阴道前壁织补术。手术方法为：阴道前壁中央切开，钝、锐性分离阴道壁下端，在阴道口上 1 cm 上方延伸至阴道顶，分离阴道侧旁组织和盆筋膜腱弓后用 2-0 普理灵线做连续织补缝合。该研究对 55 例阴道前壁脱垂患者经咳嗽尿失禁试验、POP-Q 分期、尿失禁影响问卷和泌尿生殖障碍（UDI）评分进行术后 1 年的疗效评估。全部患者对术后疗效满意，无阴道壁侵蚀或其他并发症。研究认为该术式可成功治疗阴道前壁 Ⅱ ~ Ⅲ 度脱垂。

总之，目前阴道旁修补术并不是被普遍开展的手术。经阴道人工合成补片添加的阴道修补术因补片相关并发症而出现争议，甚至被禁止使用。作为以自体组织修复的阴道旁修补术又重新被重视。当前腹腔镜在盆底重建领域应用方兴未艾。今后有必要对阴道旁缺陷的术前诊断、手术适应证和手术疗效做进一步的评估研究。

腹腔镜阴道旁修补术录相，请扫描二维码观看

（韩劲松）

参考文献

[1] Hurt（美）原著，周荣庆主译. 妇科泌尿手术学. 天津: 天津科技翻译出版公司, 2003.

[2] Farouk ESR. The urogynecological side of pelvic floor MRI: the clinician's needs and the radiologist's role. Abdom Imaging, 2013, 38(5):912-929.

[3] Ersoy M, Sagsoz N, Bozkurt MC, et al. Important anatomical structures used in paravaginal defect repair: cadaveric study. Eur J Obstet Gynecol Reprod Biol, 2004, 112(2):206-213.

[4] Kose O, Saglam HS, Kumsar S, et al. Early results of a novel technique for anterior vaginal wall prolapse repair: anterior vaginal wall darn. BMC Urol, 2014, 14:51.

[5] Clemons JL, Myers DL, Aguilar VC, et al. Vaginal paravaginal repair with an AlloDerm graft. Am J Obstet Gynecol, 2003, 189(6):1612-1618; discussion 1618-1619.

[6] Marcus-Braun N, von TP. Mesh removal following transvaginal mesh placement: a case series of 104 operations. Int Urogynecol J, 2010, 21(4):423-430.

[7] Milani R SS, Soligo M PP, Meschia M CM. Functional anatomical outcome of anterior and posterior vaginal prolapsed repair with prolene mesh. BJOG, 2005, 112:107-111.

[8] Deffieux X, de Tayrac R, Huel C, et al. Vaginal mesh erosion after transvaginal repair of cystocele using Gynemesh or Gynemesh-Soft in 138 women: a comparative study. Int Urogynecol J Pelvic Floor Dysfunct, 2007, 18(1):713-719.

[9] Hosni MM, El-Feky AE, Agur WI, et al. Evaluation of three different surgical approaches in repairing paravaginal support defects: a comparative trial. Arch Gynecol Obstet, 2013, 288(6):1341-1348.

[10] Reid RI, You H, Luo K. Site-specific prolapse surgery. I. Reliability and durability of native tissue paravaginal repair. Int Urogynecol J, 2011, 22(5):591-599.

[11] Shippey SH, Quiroz LH, Sanses TV, et al. Anatomic outcomes of abdominal sacrocolpopexy with or without paravaginal repair. Int Urogynecol J, 2010, 21(3):279-283.

[12] Reid RI, Luo K. Site-specific prolapse surgery. II. Vaginal paravaginal repair augmented with either synthetic mesh or remodelling xenograft. Int Urogynecol J, 2011, 22(5):601-609.

[13] de Tayrac R, Boileau L, Fara JF, et al. Bilateral anterior sacrospinous ligament suspension associated with a paravaginal repair with mesh: short-term clinical results of a pilot study. Int Urogynecol J, 2010, 21(3):293-298.

[14] Cayrac M, Letouzey V, Ouzaid I, et al. Anterior sacrospinous ligament fixation associated with paravaginal repair using the Pinnacle device: an anatomical study.Int Urogynecol J, 2012, 23(3):335-340.

[15] Leone RMU, Ferrero S, Mancuso S, et al. Feasibility and outcome of vaginal paravaginal repair using the Capio suture-capturing device. Int Urogynecol J, 2012, 23(3):341-347.

[16] Kose O, Saglam HS, Kumsar S, et al. Early results of a novel technique for anterior vaginal wall prolapse repair: anterior vaginal wall darn. BMC Urol, 2014, 14:51.

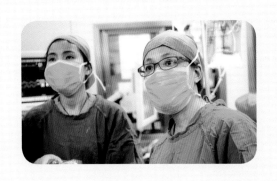

第五章

经阴道无张力网片添加阴道前后壁修补术

经阴道无张力网片（tension-free vaginal mesh，TVM）添加阴道前后壁修补术是一种新兴的盆底重建手术。该术式基于Delancy"阴道三水平支持"理论，采用穿刺技术，无须缝合，将人工合成网片（直径大于75 μm的Ⅰ型聚丙烯网片）材料无张力植入盆底组织间隙，替代并重建盆底支撑结构，达到治疗盆腔器官脱垂的目的（图5-1）。

一、概述

TVM相关产品成品套盒最早可以追溯于2004年法国爱惜康公司的TVM网片产品Prolift[1]。由

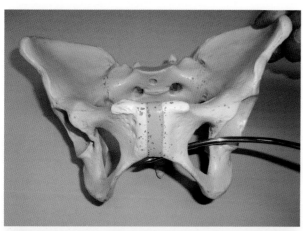

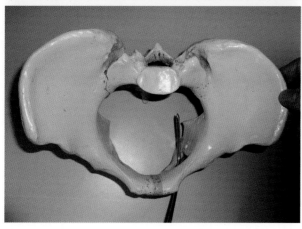

图5-1　阴道前壁网片穿刺示意图

于TVM添加盆底重建手术采用外源性材料替代重建盆底支撑结构，因此，被认为其术后复发率较自体组织的盆底重建手术显著下降，加之标准化手术操作单一、简化，易于商业推广。因此，该技术自发明以来，在全球迅速广泛应用，至今已有多家公司的相关产品问世，如巴德公司的Avaulta、AMS公司的Perigee/Apogee、强生公司的Prolift、SERAG-WIESSNER Seratom公司的Seratom[2]。虽然不同厂家的网片尺寸和穿刺工具有差异，但是治疗的基本理念一致。此外，部分学者还采用自行裁剪的网片，应用TVM穿刺方法进行前后壁的修补。

然而，值得关注的是，随着TVM术式的广泛开展，网片特有的并发症（网片侵蚀、暴露、疼痛）却越来越引起人们的重视，这些特有的并发症往往严重影响患者生活质量，部分病例临床处理棘手，需再次及多次手术。2008年，美国FDA基于已发表文章以及器械不良反应注册数据库（MAUDE）的数据，首次就阴道植入网片提出安全性警告，向医生及患者警示网片的不良事件。在随后的3年中，阴道植入网片的不良事件增加了5倍，这迫使美国FDA于2011年再次就阴道植入网片提出安全性警告。在2011更新的安全警告中提出：TVM并没有一致证据显示其疗效优于自体组织的盆底重建术，相反可能给患者带来巨大的风险[3]。目前最早的成品套盒产品Prolift已经退出市场。在一些国家，聚丙烯网片已经被禁止用于经阴道途径的盆底重建手术。综上所述，目前TVM术式作为一种新的手术方式，尚缺乏高水平的循证医学证据全面评估其安全性和有效性。因此，应该个体化、谨慎选择合适病例开展该术式。

二、相关解剖

盆腔器官脱垂是由于盆底支持组织结构异常

所致，从某种意义上说，其近似于盆底部位发生的外科疝。盆底重建手术中网片材料的引入就是从外科利用网片成功修补疝的基础上发展而来。因此，熟悉盆底的解剖结构对于该术式的开展至关重要。

Delancey 提出了阴道支持结构的三水平理论，该理论指出：阴道支持轴在水平方向上可分为三个水平：第一水平为顶端支持结构，由子宫骶韧带-子宫主韧带复合体垂直悬吊支持子宫和阴道上1/3，是盆底最为主要的支持力量；第二水平即侧方水平支持，由耻骨宫颈筋膜（两侧附着于盆筋膜腱弓）和直肠阴道筋膜及肛提肌组成，水平支持膀胱、阴道上 2/3 和直肠；第三水平为远端融合支持，由耻骨宫颈筋膜和直肠阴道筋膜远端延伸融合于会阴体，在会阴中心腱与会阴体近段融合，支持尿道远端。无张力阴道网片盆底重建手术就是通过人工合成网片替代重建盆底支撑结构，重获第一和第二水平支撑。

（一）前盆腔的相关解剖

1．耻骨宫颈筋膜

阴道前壁膨出（膀胱膨出）在盆腔器官脱垂中最常见，也是最易复发的。这是由于前盆腔器官膀胱的正常位置主要依靠一层薄薄的筋膜组织即耻骨宫颈筋膜（图 4-1）支撑。耻骨宫颈筋膜是从宫颈及阔韧带底部向中部延伸，为一类似吊床的不规则四边形的组织薄片，侧面附着在骨盆两侧壁的盆筋膜腱弓（白线）。膀胱底依附于耻骨宫颈筋膜，膀胱三角植入在耻骨宫颈筋膜内。尿道被耻骨宫颈筋膜包绕。在膀胱颈水平，尿道横切耻骨宫颈筋膜在尿道外口位置正切进入耻骨宫颈筋膜下面。

目前，耻骨宫颈筋膜的断裂被认为是引起前盆腔缺陷的主要原因。根据耻骨宫颈筋膜缺陷的部位可分为四种类型，即旁缺陷、中央缺陷、横向缺陷、远端缺陷（图 4-5）。其中发生在骨盆侧壁

沿盆筋膜腱弓附着处断裂的旁缺陷，或紧靠宫颈的横向缺陷最常见。TVM 前盆腔网片重建术就是通过植入人工合成网片重建耻骨宫颈筋膜样的吊床样结构，以纠正和修复各种类型的前盆腔缺陷。

2．盆筋膜腱弓（白线）

盆筋膜腱弓（图 4-3、5-2）是耻骨宫颈筋膜及其下方的肛提肌板在侧盆壁的附着点，为增厚的筋膜组织，是重要的盆底解剖结构。盆筋膜腱弓自耻骨弓向后延伸至坐骨棘，长度为 7.5 ~ 9.5 cm。由于盆筋膜腱弓横跨闭孔窝，因此，TVM 手术前壁网片的浅支和深支分别于近耻骨弓处及近坐骨棘处的白线附着处穿出闭孔窝，拉伸后网片形成类似耻骨宫颈筋膜的吊床样结构。

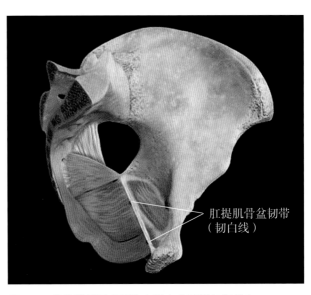

肛提肌骨盆韧带（韧白线）

图 5-2 盆筋膜腱弓（图片由强生公司授权提供）

3．闭孔

闭孔（图 5-3）为耻骨支和坐骨支结合在骨盆前方围成的一对卵圆形大孔，直径约为 3 cm。内侧为耻骨下支、耻骨体、耻骨上支。闭孔被闭孔膜封闭，闭孔内侧为闭孔内肌覆盖，外层为闭孔外肌及大腿内侧的内收肌群覆盖。在闭孔窝的外上

方形成一潜行的裂隙称为闭孔管，闭孔神经及闭孔血管穿行其中，并在耻骨下支前面外侧 2.5～3 cm 处穿出闭孔窝。闭孔神经穿出闭孔窝后分为前后两支，前支走行于长收肌和短收肌之间，后支走行于短收肌和大收肌之间。闭孔动静脉亦分为前后两支，前支沿闭孔内侧骨性结构边缘走行，后支在闭孔后缘走行。

（二）后盆腔的相关解剖

1. 直肠阴道筋膜

直肠阴道筋膜（图 5-4）是阴道后壁上 2/3 的重要支撑结构，使会阴体上方的阴道后壁维持于肛提肌板水平以上。直肠阴道筋膜位于阴道直肠间隙阴道上皮下方，下端附着于会阴体，沿阴道直肠间隙向上延伸，向后沿宫骶韧带走行至腹膜，两侧沿髂尾肌走行，延伸到坐骨棘水平覆盖骶棘韧带。后路网片的作用即模拟该筋膜组织。

2. 肛提肌

肛提肌（图 5-5）是盆底的重要支撑结构，由耻骨阴道肌、耻骨直肠肌、耻骨尾骨肌、髂尾肌、坐骨肌组成的盆样结构。肛提肌平面位于直肠肛管交界和尾骨之间，是肛提肌的腱性融合处，长约 4 cm，当腹压增加时，起到抬举直肠和阴道的作用。

3. 坐骨棘及骶棘韧带

坐骨棘（图 5-6）是骨盆的重要骨性标志，为坐骨体后缘一尖锐的骨突。坐骨棘的后上方为坐骨大切迹，下方为坐骨小切迹。骶棘韧带起于骶骨下端及尾骨的外侧缘，止于坐骨棘，并与骶结节韧带（起于髂后下棘、骶骨侧缘及尾骨的上部，向外方经骶棘韧带的后方止于坐骨结节）形成交叉结构，位于（坐骨）尾骨肌外。骶棘韧带和骶结节韧带与坐骨大、小切迹共同围成坐骨大孔和坐骨小

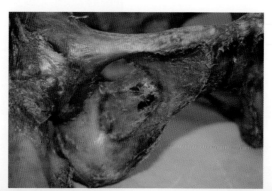

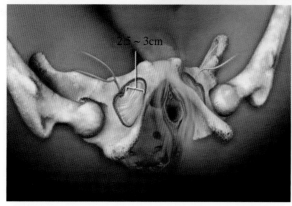

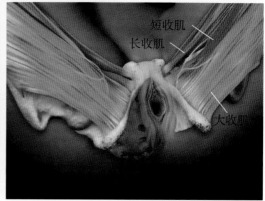

图 5-3　闭孔及闭孔神经和血管（下图由强生公司授权提供）

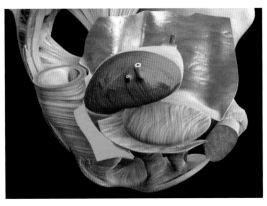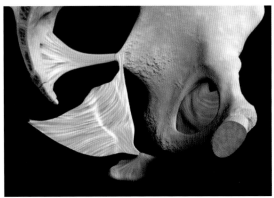

图 5-4　直肠阴道筋膜（图片由强生公司授权提供）

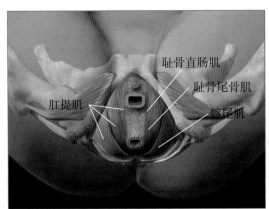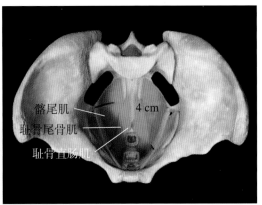

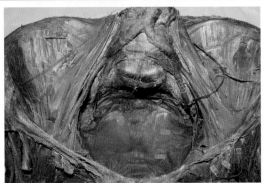

图 5-5　肛提肌（上图由强生公司授权提供）

孔，是臀部与盆腔和会阴部之间的通道，其间有肌肉、肌腱、神经、血管等通过。阴部神经和阴部内血管出梨状肌下孔后，于坐骨棘内侧绕坐骨棘后经闭孔小孔穿入盆腔，走行于闭孔内肌内侧筋膜中的阴部管中。另外，臀下动、静脉邻近坐骨棘及骶棘韧带。臀下动脉自髂动脉发出后，与其尾骨支自内向外由坐骨大孔穿出至骶棘韧带上外侧的臀部区域。有研究显示臀下动脉的分支尾骨血管在坐骨棘内 1.2 cm（0.7 ~ 1.7 cm）的骶棘韧带上缘处走行。

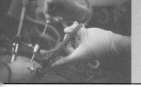
4. 坐骨直肠窝

坐骨直肠窝（图 5-7）位于肛提肌下方，为蜂窝样脂肪组织填充。其外界为闭孔内肌，内侧为直肠和肛管，后方为坐骨结节韧带，下方为臀部的皮肤。阴部神经和阴部内动脉在会阴部分为三支分别至阴蒂、会阴及肛周。其中直肠下支和直肠下神经穿过坐骨直肠窝区域，提供肛管、肛门括约肌和肛门的血供及神经支配。

三、适应证

2012 年，美国 FDA 就 TVM 发布第二次安全警告后，中国专家对此进行了专题讨论，并发表了中国专家共识。以下为 TVM 手术适应证的中国专家共识：

1. 盆腔器官脱垂术后复发患者。

2. 年龄偏大的重度盆腔器官脱垂（POP-Q Ⅲ ～ Ⅳ 度）初治患者。

3. 对于阴道内大面积放置人工合成网片的盆底重建手术对性生活的影响，目前尚无循证医学结论，故在年轻、性生活活跃的患者，选择时应慎之又慎。

4. 对于术前即有慢性盆腔痛或性交痛的患者也不宜选择 TVM。

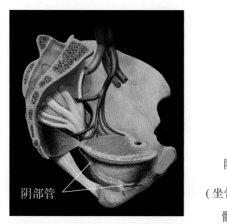
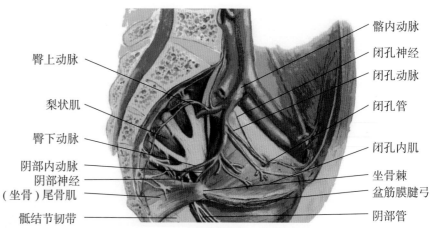

图 5-6　坐骨棘及周围解剖（左图由强生公司授权提供）

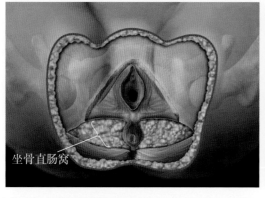
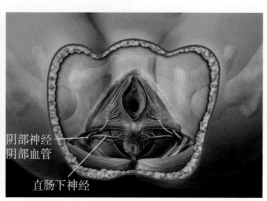

图 5-7　坐骨直肠窝及局部解剖（图片由强生公司授权提供）

　　TVM 术前一定要与患者充分知情沟通 [3-5]。知情告知书至少应包括 [4]：①诊断。②治疗的预期。③可能的风险，如人工合成网片的植入为永久性，很难整片取出。潜在的严重网片特有并发症可能严重影响生活质量，尤其性生活质量，包括出现性交痛以及阴道瘢痕、阴道挛缩、阴道狭窄等。一旦出现网片特有并发症可能需要再次或多次手术处理，且有可能无法完全消除症状。④治疗成功的可能。⑤如果不治疗，可能的预期。⑥其他的可选治疗方式。强调知情告知是一个过程，患者应充分了解疾病及治疗的可能风险及可能受益，最终由患者自主选择治疗方式。

　　目前认为 TVM 对于特定的患者可能有益 [4-5]，包括重度盆腔器官脱垂、既往有多次盆腔器官脱垂手术史、术后有高复发风险以及合并结缔组织疾病的患者 [6]。可根据可能获益情况表（表 5-1）进行综合评估 [7]。

四、禁忌证

　　1. 有严重的内外科合并症，无法耐受手术和麻醉，如严重心脏病、高血压、肾炎、糖尿病、肝硬化、肝功能损伤、活动性肺结核、肺功能不

表 5-1　网片植入的可能获益情况表

参数	很可能受益	可能收益	未必收益	不推荐
年龄				
a<50岁			√ S B	
b≥50岁		√ S B		
复发(相同部位)		√ S B		
膀胱膨出(前盆腔缺陷)				
a≥Ⅱ度		√ S B		
b<Ⅱ度				√ S B
后盆腔缺陷			√ S B	
中盆腔缺陷(穹窿脱垂\子宫脱垂)		√ S	√ B	
筋膜缺损		√ S B		
慢性腹压增加疾病		√ S B		
慢性疼痛综合征(局部或全身)				√ E O
妊娠可能				√ E O
联合因素				
复发+膀胱膨出>Ⅱ度	√ S B			
复发+后盆腔缺陷		√ S B		
复发+中盆腔缺陷(穹窿\宫颈子宫脱垂)	√ S		√ B	
复发+具有腹压增加因素	√ S B			
复发+筋膜缺陷	√ S B			
膀胱膨出>Ⅱ度+具有腹压增加因素	√ S B			
膀胱膨出>Ⅱ度+筋膜缺陷	√ S B			

注：S，人工合成网片；B，生物网片；E，证据显示；O，专家经验。

全、严重贫血等。

2．系统性红斑狼疮等自身免疫性疾病。

3．阴道炎、阴道溃疡。

4．生殖道恶性肿瘤。

5．有生育要求及妊娠妇女。

6．网片术后对性生活的影响尚不明了，对性生活活跃的脱垂患者应慎重选用。

7．慢性疼痛的患者应慎重选用。

8．吸烟、肥胖（BMI＞30）、长期应用类固醇激素等可能影响伤口愈合，网片暴露可能性大，要综合考虑，慎重选用。

五、手术步骤

TVM 盆底重建术可在切除子宫后进行，也可保留子宫进行，可根据盆腔缺陷部位行前盆腔、后盆腔或全盆腔（前+后盆腔）的无张力网片盆底重建术。

麻醉方式为连续硬膜外麻醉或全身麻醉。患者取膀胱截石位，髋关节需过度屈曲、外展、外旋位。

术前需熟悉网片的结构。各厂家网片的形状和穿刺器的设计大同小异，前壁和后壁网片均分为体部和固定臂。前壁网片多由替代耻骨宫颈筋膜吊床样结构的体部和双侧各 2 个固定臂组成，固定臂根据穿刺的部位分为浅支和深支；后壁网片由替代直肠阴道筋膜的体部和两侧各 1 个固定臂组成（图 5-8）。

（一）前盆腔无张力阴道网片植入术

如先行阴式子宫切除术，缝合关闭盆腔腹膜后进行如下步骤：

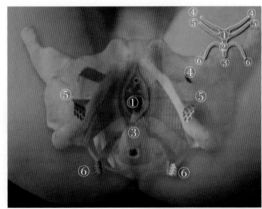
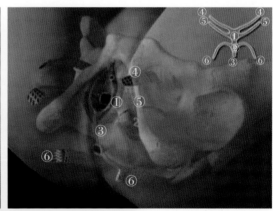
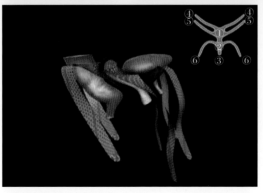

图 5-8　Prolift 网片（图片由强生公司授权提供）。①前壁网片体部；②后壁网片体部；③后壁网片尾部；④前壁网片浅支；⑤前壁网片深支；⑥后壁网片固定支

1. 水分离。阴道前壁黏膜下注射生理盐水，进行水分离（图 5-9a）。

2. 切开阴道前壁。自阴道前壁正中纵行切开黏膜至水分离层次（图 5-9b），切口下端距尿道口 3 cm（预留压力性尿失禁手术区域，以利于术后隐匿性尿失禁发生的处理），上端距阴道断端或宫颈 1 cm。

3. 分离膀胱阴道间隙。向两侧分离阴道旁间隙至耻骨降支内侧面和坐骨棘（图 5-9c、d）。

4. 穿刺。标记皮肤穿刺点，浅带穿刺点为双侧生殖股皮褶尿道外口水平，用于放置网片的浅带；深带穿刺点位于第一穿刺点外 1 cm、下 2 cm，用于放置网片的深带（图 5-9a）。切开各穿刺点皮肤（图 5-10a），以阴道拉钩拉开膀胱，充分暴露阴道旁间隙（图 5-10b）。以手指在膀胱阴道间隙内做指引，用闭孔穿刺针经皮肤穿刺口沿闭孔内缘向分离后的膀胱阴道间隙穿刺（图 5-10c、d），将两侧的网片浅、深带引出皮肤（图 5-10e、f）。

穿刺网片浅带时，将膀胱阴道间隙的手指置于距耻骨弓 1 cm 的盆筋膜腱弓处做指引。穿刺针水平刺入，在耻骨下支的边缘经闭孔膜的前内侧缘穿入阴道旁间隙。穿刺网片深带时，将膀胱阴道间隙的手指置于坐骨棘处做指引。穿刺针方向向下朝向闭孔后外侧缘的坐骨棘，于坐骨棘前 1 cm 穿出。

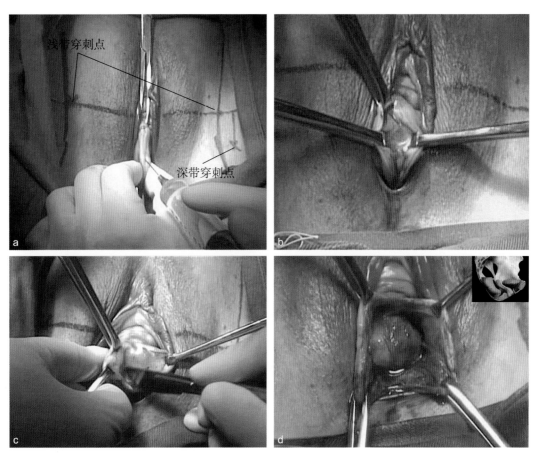

浅带穿刺点

深带穿刺点

图 5-9 前盆腔无张力阴道网片植入手术，膀胱阴道间隙及阴道旁间隙的分离。a.水分离；b.切开阴道前壁；c、d.分离膀胱阴道间隙

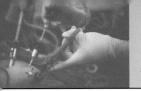
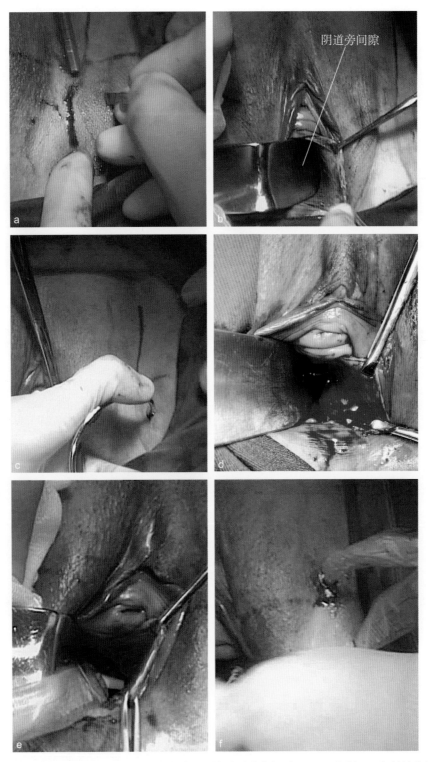

图 5-10 前路网片穿刺及放置过程。a. 切开穿刺点皮肤；b. 暴露阴道旁间隙；c、d. 穿刺；e. 穿刺针将网片引出；f. 网片自皮肤穿孔口引出

5. 调节网片呈无张力状态平铺于膀胱阴道间隙（图5-11）。将网片体部下端固定于膀胱尿道连接处（图5-11a），上端固定于阴道断端或宫颈上，上托前壁网片，调整网片位置，使前壁网片进入膀胱阴道间隙，并无张力地衬垫于膀胱下方。调整后膀胱恢复正常解剖位置（图5-11b）。

6. 剪去露于皮肤外的多余网片，缝合各穿刺口（图5-11c）。

7. 连续套索缝合阴道前壁黏膜（图5-11d）。

（二）后盆腔无张力阴道网片植入术

1. 水分离。阴道后壁黏膜下注射生理盐水，进行水分离（图5-12a）。

2. 游离阴道直肠间隙。纵行切开阴道后壁长3 cm（图5-12b），向两侧钝、锐性分离阴道直肠间隙，达坐骨棘及骶棘韧带深度（图5-12c、d）。

3. 穿刺。首先标记皮肤穿刺点：肛门外3 cm、下3 cm。切开穿刺点局部皮肤，将穿刺针

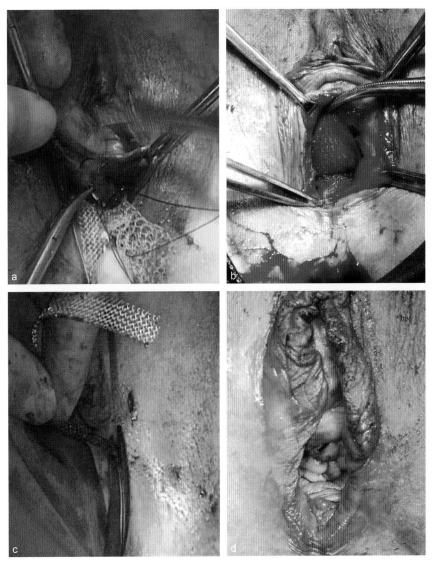

图5-11 前路网片无张力状态调整过程。a.固定网片体部上下端；b.网片平铺无张力；c.剪去多余网片；d.连续套索缝合阴道前壁黏膜

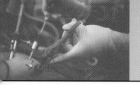

水平刺入，在肛提肌下方坐骨直肠窝中潜行，最后经骶棘韧带中部穿出。因此在穿刺过程中，将拉钩或一指伸入直肠向对侧牵开直肠，手指在分离开的阴道直肠间隙做指引，引导穿刺针在肛提肌下方的坐骨直肠窝中向骶棘韧带方向潜行，注意与骨盆侧壁保持一定距离。当穿刺针尖端到达骶棘韧带下方时，手指引导其自坐骨棘内约 2 cm 处的骶棘韧带中部穿出入阴道直肠间隙，这样可以

避免损伤坐骨棘附近的血管和神经（图 5-12e）。将后路网片侧支带出至皮肤切口外（图 5-12f）。

4．调整网片呈无张力状态。用 4 号丝线将网片体部顶端固定于阴道后壁顶端及会阴体处，调整后路网片呈展平无张力状态（图 5-12g）。

5．以 5/0 号微乔线连续套索缝合阴道后壁黏膜，剪去露于皮肤外的多余网片（图 5-12h）。

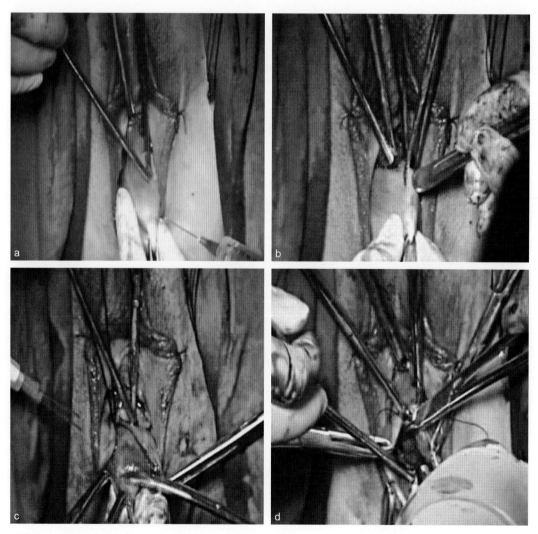

图 5-12　后盆腔无张力网片植入过程。a. 打水垫；b. 切开阴道后壁；c、d. 分离阴道直肠间隙

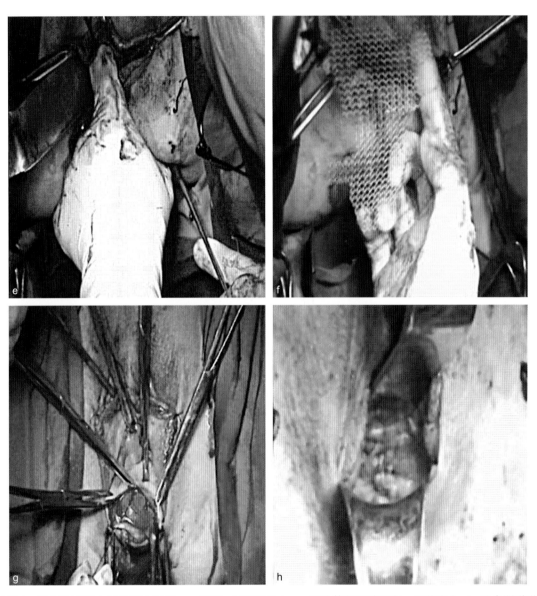

图 5-12（续） 后盆腔无张力网片植入过程。e. 穿刺；f. 网片引入；g. 网片体部顶端固定，调节张力；h. 缝合阴道黏膜

（朱馥丽 韩劲松）

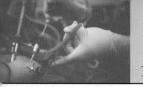
经阴道子宫全切术录相，请扫描二维码观看

子宫切除术后阴道断端缝合录相，请扫描二维码观看

人工合成网片添加（套盒网片）阴道前壁修补术录相，请扫描二维码观看

阴道后壁修补术录相，请扫描二维码观看

参考文献

[1] Chen CC. Anatomic relationships of the tension-free vaginal mesh trocars. Am J Obstet Gynecol, 2007, 197(6): 666 e1-6.

[2] Lenz F. Anatomical position of four different transobturator mesh implants for female anterior prolapse repair. Geburtshilfe Frauenheilkd, 2013, 73(10): 1035-1041.

[3] Richter LA, C Charelle, RE Gutman.Current role of mesh in vaginal prolapse surgery. Curr Opin Obstet Gynecol, 2014, 26(5):409-414.

[4] Miller D. Informed surgical consent for a mesh/graft-augmented vaginal repair of pelvic organ prolapse. Consensus of the 2nd IUGA Grafts Roundtable: optimizing safety and appropriateness of graft use in transvaginal pelvic reconstructive surgery. Int Urogynecol J, 2012, 23 Suppl 1:S33-42.

[5] Ellington DR, Richter HE. Indications, contraindications and complications of mesh in surgical treatment of pelvic organ prolapse. Clin Obstet Gynecol, 2013, 56(2):276-288.

[6] Kohli N.Controversies in utilization of transvaginal mesh. Curr Opin Obstet Gynecol, 2012, 24(5):337-342.

[7] Davila GW. Selection of patients in whom vaginal graft use may be appropriate. Consensus of the 2nd IUGA Grafts Roundtable：optimizing safety and appropriateness of graft use in transvaginal pelvic reconstructive surgery. Int Urogynecol J, 2012, 23 Suppl 1:S7-14.

附：经阴道无张力网片热点问题研究

一、穿刺路径的相关解剖研究

由于经阴道无张力网片（TVM）的放置，穿刺过程为盲穿，是最难掌握和控制的部分。在开展该术式前，一定要熟悉盆底相关解剖，熟悉解剖标识，严格按照操作步骤和要点进行操作，否则穿刺路径偏移，可能造成脏器或血管损伤、术后复发及其他并发症的发生。如果能在新鲜尸体上进行练习后再进行实际操作可能有助于更好地实施该术式。

（一）手术体位

经闭孔穿刺的手术均需采用髋关节屈曲、外展、外旋位。该体位可以使闭孔神经前支远离闭孔穿刺部位[1]。

（二）前盆腔无张力网片穿刺路径解剖

新鲜尸体研究[2]显示 TVM 正确的穿刺路径是安全的，穿行路径离大的血管、神经和脏器均有一定距离（附表 -1、附表 -2）。

1. 体表穿刺点定位

体表穿刺点的定位可以保证穿刺针穿过皮肤及皮下组织后，能够在耻骨降支旁刺入闭孔窝，保证穿刺针及网片侧支远离闭孔管穿出的闭孔神经和血管（附图 -1、附表 -2）。

2. 引导穿刺针刺入膀胱阴道间隙的骨性标志的重要性

穿刺网片浅带时，将手指置于距耻骨弓 1 cm 盆筋膜腱弓处做指引（附图 -2）；穿刺网片深带时，将手指置于坐骨棘处做指引。穿刺针方向向下朝向闭孔后外侧缘的坐骨棘，于坐骨棘前 1 cm 穿出（附

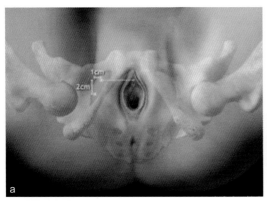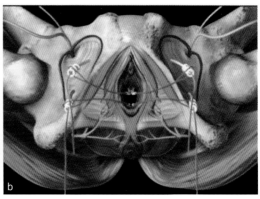

附图 -1　前路网片穿刺点及对应解剖结构（图片由强生公司授权提供）。a. 皮肤穿刺点位置；b. 前路网片穿刺针穿入闭孔窝位置及周围解剖示意图

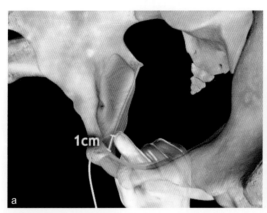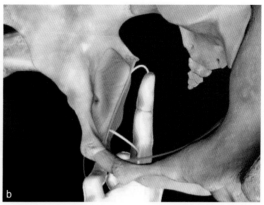

附图 -2　前壁网片穿刺至于膀胱阴道间隙内指示手指的位置（图片由强生公司授权提供）。a. 指引浅支穿刺针穿出位置；b. 指引深支穿刺针穿出位置

图 -2 ）。新鲜尸体解剖[2] 显示以骨性标志为基础的阴道内手指做指引，可以使穿刺针从安全区域穿出，保证穿刺针及网片与坐骨棘及闭孔窝周围重要的血管、神经、膀胱和尿道均能保持安全距离（附表 -1 ）。

3. 前路网片及穿刺针穿行的组织

浅支网片及穿刺针穿行的组织由外至内为：皮肤、皮下组织、阔筋膜、大腿内收肌群（股薄肌、短收肌、大收肌）（附图 -3 ）、闭孔外肌、闭孔膜、闭孔内肌（附图 -4 ）[2]。深支网片及穿刺针除不穿过股薄肌外，其他均与浅支穿行的组织相同[2]。

（三）后盆腔无张力网片穿刺路径解剖

1. 体表穿刺点定位

可以保证穿刺针避开重要脏器、血管和神经，直接刺入充满脂肪的坐骨直肠窝中（附图 -5 、附表 -2 ）。

2. 阴道直肠间隙内用于引导穿刺针穿行方向的骨性标识的重要性

在后路网片穿刺过程中，阴道直肠间隙内手指指引刺入坐骨直肠窝内的穿刺针于肛提肌板下向坐骨棘内侧走行，并于坐骨棘内 2cm 的骶棘韧带

附表 -1　新鲜尸体解剖示前路网片穿刺路径距重要解剖结构的距离

	解剖结构	距前路浅支穿刺针平均距离（cm）（95%*CI*）	距前路深支穿刺针平均距离（cm）（95%*CI*）
闭孔区域	闭孔血管的前支	0.8（0.6～1.0）	0.7（0.4～1.1）
	闭孔管	2.5（2.2～2.8）	2.7（2.2～3.2）
Retzius间隙	盆筋膜腱弓（ATFP）	0.3（0.2～0.4）	0.3（0.2～0.5）
	坐骨棘	4.7（4.2～5.2）	2.7（2.1～3.3）
	闭孔管	3.9（3.5～4.2）	3.0（2.5～3.4）
	膀胱	0.7（0.5～0.9）	1.3（0.8～1.9）
	尿管（膀胱出口处）	2.5（2.0～2.9）	2.2（1.8～2.6）

穿出进入阴道直肠间隙。该穿刺路径可以避开大的血管和神经（如闭孔神经、闭孔动脉、臀下动脉）（附图 -6）。新鲜尸体研究 [2] 进一步证实其安全性（附表 -2）。

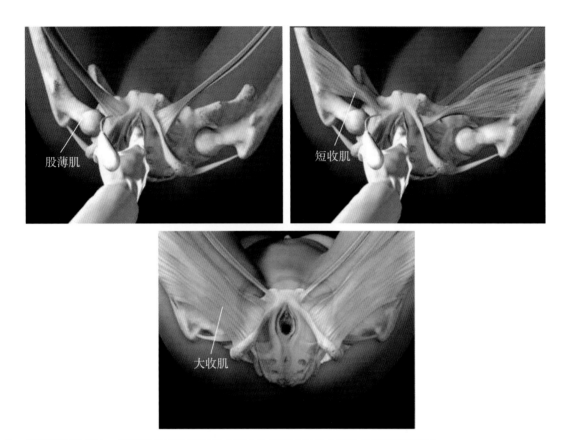

附图 -3　前壁网片穿刺时，穿刺针及网片穿行的大腿内收肌群（图片由强生公司授权提供）

附表 -2　新鲜尸体解剖示后路网片穿刺路径距重要解剖结构的距离

	解剖结构	距穿刺针平均距离（cm）（95%*CI*）
坐骨直肠窝	阴部内血管出阴部神经管处	2.6（2.3 ~ 3.0）
	直肠下血管	0.9（0.7 ~ 1.1）
	直肠	0.8（0.6 ~ 1.0）
	肛门外括约肌	2.3（2.0 ~ 2.6）
直肠旁间隙	骶棘韧带	0.1（0.0 ~ 0.1）
	坐骨棘	2.5（1.9 ~ 3.1）
	尾骨	3.5（2.7 ~ 4.2）

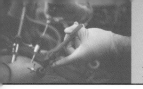

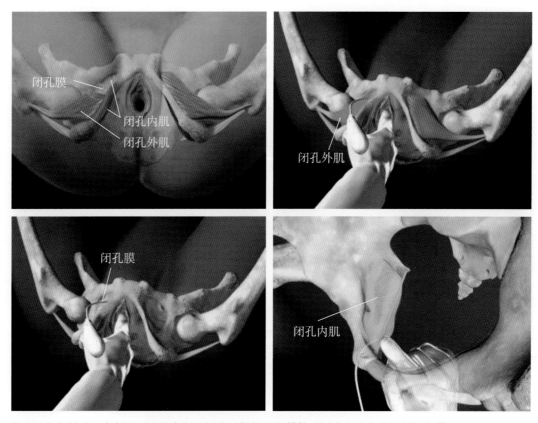

附图 -4　前壁网片穿刺时，穿刺针及网片穿行于闭孔局部的组织结构（图片由强生公司授权提供）

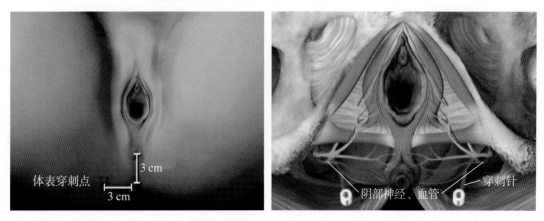

附图 -5　后路网片穿刺点体表定位及对应解剖结构（图片由强生公司授权提供）

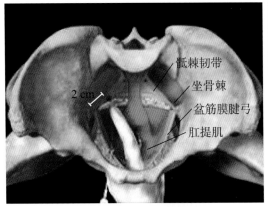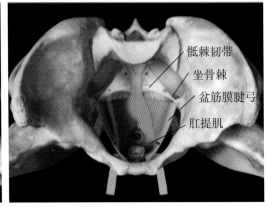

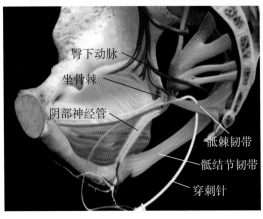

附图 -6 后路网片穿刺针穿出位置及局部解剖结构（图片由强生公司授权提供）

二、术中及术后并发症

（一）膀胱、直肠等脏器损伤

1. 膀胱损伤

（1）原因

1）分离膀胱阴道间隙时，由于层次不对造成膀胱损伤。

2）穿刺过程中：①由于分离膀胱阴道间隙不充分，尤其是耻骨下支后方的游离不充分，膀胱与盆腔侧壁未充分分离，导致膀胱损伤；②未将膀胱向对侧拉开，未充分牵拉暴露降支后间隙；③穿刺路径不熟悉。以上均可能导致前路穿刺时穿

刺针穿过膀胱，造成损伤。

（2）避免方法

1）找到正确的膀胱阴道间隙，充分游离膀胱阴道间隙和耻骨后间隙。在切开阴道壁前，首先在膀胱阴道间隙内打水垫，可以扩大膀胱与阴道壁间的间隙，使局部解剖层次更清晰。切开阴道壁全层至水分离层后进行膀胱阴道间隙的分离。

分离膀胱阴道间隙时，可沿水分离层锐性分离，也可采用手指钝性分离，运用侧向压力分离避免脏器损伤，至耻骨降支后用手指内侧较平的部位以摆动方式进行组织分离，分离范围为中线到达耻骨联合后缘，两边到达坐骨棘。

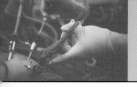

2）穿刺过程中建议阴道拉钩拉开膀胱，充分暴露分离后的耻骨后间隙。

3）术者要熟悉穿刺路径解剖。

（3）膀胱损伤处理方法

1）确定膀胱损伤：分离过程中如发生膀胱损伤，还可以看到尿液流出，还可能看到破损后外翻的膀胱黏膜；如穿刺过程中损伤，可表现为尿液自穿刺口流出或经阴道流出。膀胱镜检查可以明确穿刺过程中膀胱损伤的发生。

2）膀胱损伤相关处理

①能否继续网片添加手术：一旦发生膀胱的损伤，继续进行网片添加的盆底重建手术可能增加术后网片向膀胱内侵蚀暴露的风险。专家经验认为如果膀胱损伤的修补非常满意时，可酌情考虑继续添加不可吸收网片[3]。

②是否需要膀胱修补：分离过程中的膀胱损伤一般需行膀胱缝合修补术。穿刺过程中的损伤，由于穿刺针造成的破口小，可拔出穿刺针或网片。术后保留尿管通畅1~2周，以促进膀胱的愈合。

2．直肠损伤

（1）原因

1）在分离阴道直肠间隙过程中损伤。

2）穿刺过程中损伤。

（2）避免方法

1）找到正确的阴道直肠间隙，充分游离阴道直肠间隙。同膀胱损伤的预防，切开阴道后壁前进行水分离，可以使局部解剖层次更清晰。另外，要充分分离阴道直肠间隙，两侧达坐骨棘方向。

2）穿刺过程中，可将一指放入阴道，一指置于直肠内，阴道内手指引导穿刺针在肛提肌板下行走的方向，直肠内手指将直肠反向牵拉开，避免损伤。

（3）直肠损伤处理方法：直肠损伤大多发生于穿刺过程中，一旦发生损伤，直肠内手指可以感

觉到损伤的部位。直肠损伤后不能继续行网片添加手术[3]，损伤的直肠需要进行修补。术后需禁食水至少3天，之后无渣饮食1周，口服阿片酊，减少排便。术后应该加强抗生素应用，避免感染及直肠阴道瘘发生。

（二）出血、血肿形成

1．前路网片放置时易损伤的血管

（1）耻骨降支前外侧缘的闭孔血管前支

1）原因：多发生于穿刺过程中。为避免损伤发生，首先确定闭孔窝穿刺点位置是否合适。标记穿刺点后，可将一手指置入阴道内，另一只手在阴道外，对捏穿刺点局部，感受穿刺点位置是否位于闭孔窝耻骨降支外侧。另外，穿刺过程中注意穿刺针行进方向，应邻近耻骨降支，向其外侧的闭孔窝行进，注意避免刺向耻骨降支（因为闭孔血管前支走行于耻骨降支前外侧缘前方）。因此，如刺向耻骨降支，可能损伤闭孔血管前支，造成局部出血、血肿的发生。

2）表现及处理：发生损伤后可看到有血液自穿刺口局部涌出，或局部皮肤瘀斑。一旦发生可局部压迫止血。

（2）阴道旁血管：多发生于膀胱阴道间隙及阴道旁间隙的分离中，损伤了局部血管。避免方法是分离前进行水分离，条件允许情况下也可应用肾上腺素液进行水分离，利于局部解剖层次的明晰。阴道添纱压迫止血大多有效。

2．后路网片放置时易损伤的血管

（1）后路穿刺易损伤的血管

1）坐骨棘附近的血管（臀下动静脉及阴部内动静脉）：多发生于穿刺针在骶棘韧带穿出时。臀下动静脉在骶棘韧带固定术中是最常见的损伤血管，主要由于臀下动脉邻近骶棘韧带，有研究显示臀下动脉的分支尾骨血管于坐骨棘内1.2 cm（0.7~1.7 cm）的骶棘韧带上缘处走行。当行骶棘

韧带固定术时，如果缝合在骶棘韧带的上外部位时很容易造成该血管的损伤。然而，在无张力网片植入术时却较少发生该血管的损伤。首先由于穿刺方向为向头腹侧经骶棘韧带的低位穿出，因此，不易造成位于侧后方的臀下动静脉的损伤。此外，新鲜尸体解剖学研究显示穿刺针在骶棘韧带的穿出点距坐骨棘平均为 2.5 cm（1.9～3.1 cm）[2]，位于臀下动静脉内侧的安全区域，因此就更难损伤走行于骶棘韧带内上方绕坐骨棘入坐骨小孔的阴部内血管。

因此，在穿刺过程中，注意穿刺针应在坐骨棘内 2 cm 的骶棘韧带穿出，基本可以避免损伤局部血管。

2）阴部内血管会阴分支：体表穿刺点位于肛门下 3 cm、外 3 cm，因此在穿刺针穿入坐骨直肠窝时，也很难发生阴部内血管会阴分支的损伤。

3）直肠下动静脉：穿刺针走行于坐骨直肠窝中，将直肠向对侧拉开，也很难发生直肠下动静脉的损伤。

（2）血管损伤的临床表现及处理：后路网片发生血管损伤时可表现为穿刺点局部血液涌出。另外，术后要注意观察穿刺口局部皮肤是否有皮下瘀斑，面积是否进行性扩大；患者是否有肛门坠胀感。如果瘀斑进行性扩大，需注意是否有局部血肿形成，需监测生命体征、血红蛋白变化，必要时行 B 超等影像学检查明确。一旦发现出血或血肿形成，首先严密监测生命体征，密切观察下应用止血药物。如出血难以控制，必要时行动脉栓塞术止血或手术止血。

（三）感染（脓肿、蜂窝织炎）

1. 原因

（1）手术切口为 II 类切口，并邻近肛门。

（2）手术切口在阴道内，手术后无法密切观察切口的愈合情况。

（3）患者多为老年女性，在机体损伤后修复存在差别。

（4）网片种类：术后的感染与网片的类型密切相关，单纤维的大孔型聚丙烯网片（I 型，孔径＞75μm）并发症较少，明显低于 II 型（多纤维微孔型，孔径＜10 μm）和 III 型（多纤维大孔、微孔复合）网片。在 II 型和 III 型网片中，细菌（＜1 μm）可以定植在补片间隙内，而机体巨噬细胞（16～20 μm）和白细胞（9～15 μm）无法进入多纤维补片间隙内[10]。因此，经阴道的网片植入术推荐应用单股编制的大孔径 I 型聚丙烯网片。虽然某些文献报道网片植入后 80% 局部有细菌聚集，但目前尚缺少确切的术后感染率，部分文献报道网片植入术后感染率可能低于 1%（4 级证据）[3]。

2. 治疗

主要是抗感染治疗。如形成脓肿，必要时在 B 超引导下穿刺或手术引流。

（四）泌尿系统并发症

1. 下尿路症状

文献报道 15%～80% 的盆腔器官脱垂患者合并尿频、尿急、排尿困难及尿失禁等下尿路症状，而术前患者合并的尿急、尿频或急迫性尿失禁症状与脱垂的严重性无关，修复手术后患者的大部分下尿路症状减轻，但少数患者术后症状可能加重。应术前加强和患者的充分沟通，术后对症处理。

2. 隐匿性尿失禁

术后部分患者可能发生隐匿性尿失禁，目前尚无良好的术前评估手段，因此，是否同时行抗尿失禁手术并无统一标准。术前的良好沟通及前壁网片放置时注意预留出尿道口下 3 cm 阴道黏膜非常重要。如术后出现尿失禁，首先判断尿失禁的类型和程度，评估后决定下一步处理。

3. 尿潴留

前路网片的前端固定于尿道与膀胱的交界处。

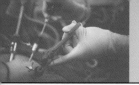

如果前路网片放置过紧，可导致患者排尿困难及膀胱排空障碍。尿道扩张或局部网片的松解可以缓解上述症状。

（五）网片相关并发症

网片相关并发症主要包括网片的侵蚀、暴露及疼痛，可能严重影响患者术后生活质量，增加术后患者再手术率。目前 TVM 再手术的主要原因为疼痛（包括阴道痛、性交痛及其他部位如腿部、臀部等慢性疼痛）。由于大网孔聚丙烯网片移植后，纤维结缔组织可以长入网片网孔，因此网片植入后，如欲完整去除网片，手术困难、剥离面大、并发症多，可行性不大，目前仅有少量报道。

1. 网片暴露

（1）临床表现和诊断：任何在阴道检查、膀胱镜或直肠镜检查时见到网片，均称为网片暴露，症状与受累器官有关[4]。表现为植入的网片突出黏膜外，可伴有反复发作的感染，分泌物增多、阴道流液、性交疼痛及出血、局部息肉形成，少数可能形成局部脓肿。

（2）发生率：TVM 网片暴露率各文献报道不一。meta 分析（91 项研究，10 440 名患者）显示，经阴道合成网片的网片暴露率为 10.3%，网片的暴露一般发生在手术后 6 周 ~ 12 个月[5]。随机对照研究（1 级证据）显示经阴道网片暴露率平均为 13.1%；2 级证据显示与腹腔镜骶前固定术相比，经阴道网片植入术的网片暴露率和再次手术率偏高，但没有统计学差异（分别是 2% vs.13%，$P=0.07$；2% vs.9%，$P=0.11$）[3,6]。目前少量回顾性研究显示有远期膀胱或直肠网片暴露发生[7,8]。由于随访时间短，目前尚未见随机对照研究中有相关报道。

（3）危险因素：患者年龄、术者经验、阴道穹窿部"T"形切口、吸烟、是否同时切除子宫是网片暴露的潜在危险因素[3,5]。其中，肥胖（BMI >30 kg/m², $OR=10.1$）、吸烟（$OR=3.7$）、年龄（>60 岁，$OR=2.2$）是经阴道网片植入术后网片暴露的独立危险因素（3 级证据）[9]。Withagen 等[10] 对 294 名 Prolift 前壁和（或）后壁网片植入患者进行的前瞻性队列研究显示，吸烟、整个网片的大小及术者的经验是网片暴露的独立相关因素。其中，吸烟患者的网片暴露率为 30%，而非吸烟患者仅为 9%（$P<0.01$）。在其他手术中已有报道认为吸烟影响伤口愈合，但目前尚无术前戒烟可减少盆腔器官脱垂术后网片相关并发症的报道。Kaufman 等[11] 对 114 名 Prolift 网片植入患者进行的前瞻性研究显示，年轻及过早恢复性生活是网片暴露的高危因素。网片暴露的平均年龄为 52 岁，而无网片暴露的平均年龄为 62 岁（$P=0.007$）。对于子宫切除是否增加网片的暴露率，文献报道并不一致。meta 分析显示 TVM 同时切除子宫会增加网片暴露风险（$P<0.001$），不切除子宫者为 7.3%（98% CI 为 4.1 ~ 9.6），切除子宫者上升为 19.2%（98% CI 为 15.8 ~ 22.7）[3]。对于糖尿病和皮质醇激素的应用、免疫抑制治疗、既往盆腔放疗史、既往网片暴露史、阴道萎缩等，目前研究尚未发现与网片暴露有明显关系[3]，但在其他手术中显示未良好控制的糖尿病是术后感染的高危因素。综上所述，对于网片暴露的高危因素尚需系统前瞻性研究进一步明确。

（4）预防：为了减少网片的暴露，首先在手术操作中要确切止血，注意无菌操作；网片无张力放置，可保证阴道黏膜的血供，从而减少侵蚀的发生。其次注意网片的类型对网片暴露发生有影响[3]。不可吸收网片中，网片暴露率聚酯网片高于聚丙烯网片（33.3%vs.8.8%，$P<0.03$）（4 级证据），多股编织的聚丙烯网片高于单股编织的聚丙烯网片，小孔径单股编织的聚丙烯网片高于大孔径单股编织的聚丙烯网片。聚丙烯与羟乙酸乳酸聚酯的复合网片似乎并不能减少网片的暴露率

（7.2%vs.6.9%，P=0.4），但部分文献显示，轻体的网片、钛或胶原包被的网片可以显著减少阴道网片的暴露率（4级证据）。因此，对网片材料技术上的更新还需进一步的研究探讨。

（5）处理：一旦发现网片暴露，根据网片的类型、临床症状、暴露的部位和面积决定治疗的策略。阴道内网片暴露，可考虑局部抗感染治疗及应用雌激素软膏。保守治疗过程中，需要定期复查，若疗效不理想，需要及时采用其他治疗方法。保守治疗的有效率比较低，为23.5%。如果保守治疗失败，根据情况可在局部或全身麻醉下剪除暴露的网片来治疗网片暴露（附图-7）。通过合适的

治疗措施，一般均能获得较好的预后。

2. 网片相关疼痛、性交痛

（1）临床表现：疼痛是阴道网片植入术后的一种严重并发症，发生率报道不一，在0～30%[12]。国际妇科泌尿学会（IUGA）/国际尿失禁协会（ICS）发表的"女性盆底手术植入材料相关并发症标准化术语及分类系统"中将网片相关疼痛分为5级：①无症状或不疼痛；②疼痛通过阴道检查触摸时触发；③性交痛；④身体运动时的疼痛；⑤自发的疼痛[13]。

（2）病因：网片挛缩可能是网片植入术后疼痛的主要原因。网片挛缩定义为网片在体内挛缩后导

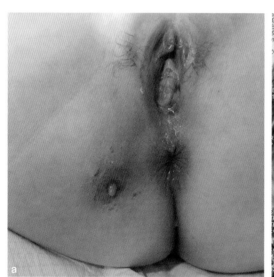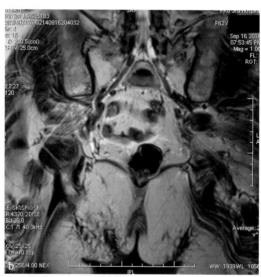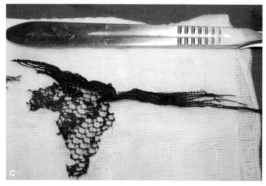

附图-7 网片穿刺口部位暴露及手术处理（泰科Ⅲ型网片）。a.网片穿刺口部位暴露，窦道形成；b.MRI冠状位像，可见右侧坐骨直肠窝内网片及周围窦道形成；c.手术取出的网片

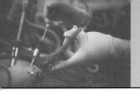

致运动或性交时的阴道疼痛，查体时会发现阴道黏膜下可触及有张力的网片存在[14]。目前经阴道聚丙烯网片植入术后网片挛缩的发生率为4%~11%（3级证据）[3]。Maher等报道由于痛性网片挛缩造成的再次手术率在经阴道网片植入术中明显高于腹腔镜骶前固定术（7%vs.0%）（2级证据）。一项前瞻性研究[15]采用阴道B超对36例前路Prolift术后网片长度进行测量，结果显示网片的长度在术后4天即发生了戏剧性的短缩，由原来的90.3 cm缩短为57.1 mm。因此，作者认为术中网片的折叠导致了术后网片短缩。

（3）预防和处理：由于TVM术后疼痛主要与网片挛缩相关，因此术中一定注意保持网片的伸展并无张力放置。

一旦发生网片植入术后疼痛，保守治疗方法包括盆底肌生物反馈治疗、局部应用雌激素及阴道扩张。如果上述保守治疗无效，网片挛缩严重影响患者生活质量，需进行手术松解网片周围组织，剪除挛缩有张力的网片。大部分患者疼痛可能缓解，然而约1/4的患者可能效果欠佳，需多次手术治疗，甚至需要将网片完全取出。

三、手术疗效

（一）复发

如何减少术后复发一直是盆底重建手术面临的关键问题，网片产品正是为了解决这个问题而设计的。目前，前瞻性随机对照、回顾性及多中心的研究均显示，对Ⅱ度及以上的盆腔器官脱垂患者，阴道网片植入较传统阴道修补术在解剖复位上更有效。尤其阴道前壁的修补[16-17]上，统一的1级证据显示，与自体组织修补及生物网片相比，聚丙烯网片有更好的解剖复位和客观治愈率。2013年，一项Cochrane荟萃分析[18]回顾了10个自体组织盆底重建术和TVM术的随机对照研究，结果

也显示，前壁修补术中，自体组织前壁修补术较聚丙烯网片添加修补术复发的风险高（28%vs.18%，RR=1.57，95%CI为1.18~2.07），复发再手术率高（3%vs.1.3%，RR=2.18，95%CI为0.93~5.10）。但是，目前并没有1级证据显示在阴道后壁及阴道顶端的修补上有上述优势[17-19]。同时，值得关注的是，在主观治愈率及患者生活质量上，随机病例对照研究并没有显示出阴道网片添加有明显的改善作用[17, 18, 20]；相反，网片特有的并发症及由此导致的再次手术的风险却显著增加[17]。目前最新的全盆底的网片添加盆底重建手术的5年随访研究[21]显示：如采用ICS标准（未再次手术，阴道内1cm水平为界），5年治愈率为79%；如采用处女膜缘为界，5年治愈率为87%，5%的患者由于复发再次手术；如采用复合标准（处女膜缘为界，无脱出物症状，无由于脱垂再次治疗），其1年、3年及5年的治愈率分别为90%、88%和84%。

（二）手术失败

术后短期内尤其术后半年内，盆腔器官如子宫再次发生脱垂，应考虑为手术失败。手术失败的主要原因为后路穿刺针未能准确穿过骶棘韧带，则后路网片的固定带未能穿过及固定于骶棘韧带，导致后路网片对子宫的牵拉力度不够，同时前路穿刺的第二点未从离坐骨棘前方1 cm的白线穿过，导致前路网片不能形成有效的吊床结构。

四、经阴道无张力网片的选择

目前网片产品很多，不同厂家生产的网片在形状、大小上有差异，且穿刺针也不尽相同。一篇对不同网片产品的解剖学研究[22]值得我们关注。作者在同一新鲜尸体上对4种常用的前壁TVM网片产品（巴德公司的Avaulta、美网公司的Perigee、强生公司的Prolift、SERAG-WIESSNER Seratom

公司的 Seratom）进行了比较，结果显示网片的大小和解剖位置在不同产品间是有差异的，网片最远端及两侧距离坐骨棘及盆筋膜腱弓的距离也有差异。因此，不同的网片产品可能影响治疗的预后，需要进一步的比较研究。

五、小结

自 2001 年美国 FDA 首个用于治疗盆腔器官脱垂的阴道网片套盒产品核准以来，近 10 余年来，大量相关网片产品上市。然而，网片产品事实上是在仅有少量临床研究数据甚至没有相关数据的情况下，即在盆底重建领域广泛开展。由于应用过程中网片相关并发症问题的凸显，使如何安全有效地使用网片产品成了焦点问题。

目前美国 FDA 就阴道网片在盆底障碍性疾病中应用的安全性发出两次警告，2011 年还将阴道网片产品由 Ⅱ 类（低到中风险器械）升级为 Ⅲ 类（高风险器械）。Ⅲ 类器械要求提供上市前和上市后的临床研究报告[23]。因此，美国 FDA 严格控制审批阴道网片的新产品上市[24]，要求新产品上市前要提供动物实验及生物学特性的数据、尸体解剖的相关研究数据、严格的 1000 例临床前期研究数据，并且要有前瞻性病例对照研究。对于已经上市的阴道网片厂家要求补充上市后临床研究报告。同时，美国妇产科医师学会（ACOG）及美国泌尿生殖学会（AUGS）等妇科及泌尿专业团体也对网片在盆腔器官脱垂手术中的应用问题进行了专题讨论，并提出相关共识建议（附表 -3）[25]。强调开展阴道网片添加的盆底重建手术医生需要进行相关产品的特殊培训并获得证书[26-27]，强调患者的知情选择权[28]及对可能受益的患者开展阴道网片盆底重建手术[29]。建议术语化报告盆腔器官脱垂的手术结局，以便更好地评估和比较各种手术方式的疗效。AUGS 还启动了盆底障碍性疾病登记计划（Pelvic Floor Disorders

Registry，PFDR），目前正在开展 522 项前瞻性对照研究，力图客观地追踪和评估这种新兴的盆底重建手术。

综上所述，阴道网片添加的盆底重建手术尚属于起步阶段，需要进一步的临床研究对其进行客观评估，同时网片产品也需要进一步的技术革新。因此，临床选择及应用要慎重，建议遵循附表 -3 中的原则开展，以便更加安全有效地实施。

附表 -3　安全有效实施阴道网片盆底重建手术的建议

- 报告盆腔器官脱垂手术的结局，包括主客观治愈、并发症、再手术率等
- 阴道网片盆底修补术用于受益可能大于风险的高危人群
- 手术医生必须对每种网片盆底重建产品进行特殊培训，具有盆底重建手术经验、精通盆底解剖结构
- 比较现有的网片产品，新产品不能假想具有相同的或更好的安全性和有效性，除非提供长期有效的临床数据
- ACOG 和 AUGS 将持续关注并定期公布阴道网片盆底重建手术的应用及相关数据
- 开展严格的阴道网片与自体组织修补的盆底重建手术的随机对照和长期随访研究
- 患者充分知情，除了了解网片添加盆底重建手术的可能风险及受益，还要明晰其他可选的治疗方式，自主决定选择

阴道后壁网片暴露拆除手术录相，请扫描二维码观看

经阴道后路吊带悬吊术网片继发感染取出手术录相，请扫描二维码观看

（朱馥丽）

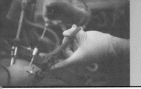

参考文献

[1] Bonnet P. Transobturator vaginal tape inside out for the surgical treatment of female stress urinary incontinence: anatomical considerations. J Urol, 2005. 173(4): 1223-1228.

[2] Chen CC. Anatomic relationships of the tension-free vaginal mesh trocars. Am J Obstet Gynecol, 2007, 197(6): 666 e1-6.

[3] de Tayrac R, Sentilhes L. Complications of pelvic organ prolapse surgery and methods of prevention. Int Urogynecol J, 2013, 24(11): 1859-1872.

[4] 张坤，韩劲松. 网片添加的盆底重建手术的相关并发症. 中国微创外科杂志，2013，13（5）：458-460.

[5] Abed H. Incidence and management of graft erosion, wound granulation, and dyspareunia following vaginal prolapse repair with graft materials: a systematic review. Int Urogynecol J, 2011, 22(7): 789-798.

[6] Maher CF. Abdominal sacral colpopexy or vaginal sacrospinous colpopexy for vaginal vault prolapse: a prospective randomized study. Am J Obstet Gynecol, 2004, 190(1): 20-26.

[7] Karateke A, Cam C, Ayaz R. Unilateral hydroureteronephrosis after a mesh procedure. J Minim Invasive Gynecol, 2010, 17(2): 232-234.

[8] Huffaker RK, Shull BL, Thomas JS. A serious complication following placement of posterior Prolift. Int Urogynecol J Pelvic Floor Dysfunct, 2009, 20(11): 1383-1385.

[9] Araco F, Gravante G, Sorge R, et al. The influence of BMI, smoking, and age on vaginal erosions after synthetic mesh repair of pelvic organ prolapses. A multicenter study. Acta Obstet Gynecol Scand, 2009, 88(7): 772-780.

[10] Withagen MI. Risk factors for exposure, pain, and dyspareunia after tension-free vaginal mesh procedure. Obstet Gynecol, 2011, 118(3): 629-636.

[11] Kaufman Y. Age and sexual activity are risk factors for mesh exposure following transvaginal mesh repair. Int Urogynecol J, 2011, 22(3): 307-313.

[12] Gyang AN. Managing chronic pelvic pain following reconstructive pelvic surgery with transvaginal mesh. Int Urogynecol J, 2014, 25(3): 313-318.

[13] Haylen BT. An International Urogynecological Association (IUGA) / International Continence Society (ICS) joint terminology and classification of the complications related directly to the insertion of prostheses (meshes, implants, tapes) & grafts in female pelvic floor surgery. Int Urogynecol J, 2011, 22(1): 3-15.

[14] Feiner B , Maher C. Vaginal mesh contraction: definition, clinical presentation, and management. Obstet Gynecol, 2010, 115(2 Pt 1): 325-330.

[15] Svabik K. Ultrasound appearances after mesh implantation-evidence of mesh contraction or folding? Int Urogynecol J, 2011, 22(5): 529-533.

[16] Maher C. Anterior vaginal compartment surgery. Int Urogynecol J, 2013, 24(11): 1791-1802.

[17] Richter LA, Carter C, Gutman RE. Current role of mesh in vaginal prolapse surgery. Curr Opin Obstet Gynecol, 2014, 26(5): 409-414.

[18] Maher C. Surgical management of pelvic organ prolapse in women. Cochrane Database Syst Rev, 2013, 4: CD004014.

[19] Elliott DS. Con: mesh in vaginal surgery: do the risks outweigh the benefits? Curr Opin Urol, 2012, 22(4): 276-281.

[20] Gomelsky A, Dmochowski RR. Vaginal mesh update. Curr Opin Urol, 2012, 22(4): 271-275.

[21] Jacquetin B. Total transvaginal mesh (TVM) technique for treatment of pelvic organ prolapse: a 5-year prospective follow-up study. Int Urogynecol J, 2013, 24(10): 1679-1686.

[22] Lenz F. Anatomical Position of Four Different Transobturator Mesh Implants for Female Anterior Prolapse Repair. Geburtshilfe Frauenheilkd, 2013, 73(10): 1035-1041.

[23] Koski ME, Rovner ES. Implications of the FDA statement on transvaginal placement of mesh: the aftermath. Curr Urol Rep, 2014, 15(2): 380.

[24] Slack M. A standardized description of graft-containing meshes and recommended steps before the introduction of medical devices for prolapse surgery. Consensus of the 2nd IUGA Grafts Roundtable: optimizing safety and appropriateness of graft use in transvaginal pelvic reconstructive surgery. Int Urogynecol J, 2012, 23 Suppl 1: S15-26.

[25] Ellington DR, Richter HE. The role of vaginal mesh procedures in pelvic organ prolapse surgery in view of complication risk. Obstet Gynecol Int, 2013: 356960.

[26] American Urogynecologic Society's Guidelines Development, C., Guidelines for providing privileges and credentials to physicians for transvaginal placement of surgical mesh for pelvic organ prolapse. Female Pelvic Med Reconstr Surg, 2012, 18(4): 194-197.

[27] Winters JC, Jacquetin B, Castro R. Credentialing for transvaginal mesh placement: a case for "added qualification" in competency. Consensus of the 2nd IUGA Grafts Roundtable: optimizing safety and appropriateness

of graft use in transvaginal pelvic reconstructive surgery. Int Urogynecol J, 2012, 23 Suppl 1: S27-31.

[28] Miller D. Informed surgical consent for a mesh/graft-augmented vaginal repair of pelvic organ prolapse. Consensus of the 2nd IUGA Grafts Roundtable: optimizing safety and appropriateness of graft use in transvaginal pelvic reconstructive surgery. Int Urogynecol J, 2012, 23 Suppl 1: S33-42.

[29] Davila GW. Selection of patients in whom vaginal graft use may be appropriate. Consensus of the 2nd IUGA Grafts Roundtable: optimizing safety and appropriateness of graft use in transvaginal pelvic reconstructive surgery. Int Urogynecol J, 2012, 23 Suppl 1: S7-14.

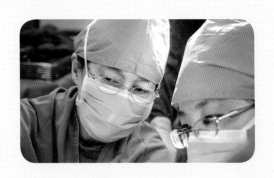

第六章

曼彻斯特手术

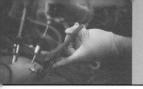

曼彻斯特手术（Manchester operation）简称曼式手术，是一种针对子宫脱垂的手术，主要包括宫颈部分切除及主韧带缩短及固定。

曼式手术是 19 世纪末 20 世纪初在英国曼彻斯特发展起来的一种治疗盆腔器官脱垂的术式。1888 年，曼彻斯特的 Archibald Donald 首先采取了阴道前后壁修补加宫颈部分切除治疗子宫脱垂，并在肠线发明之后开始通过连续缝合固定深部的宫旁组织。在之后的 40 年间，这种术式被不断地改良，在手术中强化了主韧带的作用。其中以 Donald 的同仁 Fothergill 以及学生 Shaw 为代表。1908 年，Fothergill 于阴道前壁行三角形切除，三角形以宫颈前方为底，尖位于尿道口下，然后围绕宫颈行截断术，暴露宫颈两侧组织，将它缝合于宫颈前壁，以缩短主韧带、加强盆底支持。1933 年，Shaw 将这个改良术式命名为"Manchester operation"，也叫"Donald-Fothergill-Shaw operation"[1]，现存的术式多为这种改良曼式手术，手术主要步骤包括宫颈部分切除、主韧带缩短，并根据阴道前后壁脱垂的情况酌情进行阴道前后壁修补。

20 世纪初期时，曼式手术由于操作简单、风险小、围术期并发症少，且治愈率高达 95%[2]，其结合阴道前后壁修补术曾经被认为适用于所有类型的脱垂而得到了广泛应用。尽管曼式手术曾经作为治疗盆腔器官脱垂的主要术式在手术学书籍中进行了详细描述，然而在当今的盆腔器官脱垂的治疗中，曼式手术却很少使用，并且在现代妇科手术学书籍中也很难找到对该术式的描述，甚至有学者认为该术式是已经被废弃的术式，究其原因可能有以下几点：①随着 19 世纪 30 年代青霉素的发现，围术期由于感染造成的死亡率显著下降，加之盆腔器官脱垂患者多为老年女性，无保留子宫的意愿，因此，经阴式子宫全切 + 阴道前后壁修补术成为盆腔器官脱垂的主流术式；②在无选择性地应用于治疗各类脱垂的过程中，曼式手术有较高的复发率；③有较高的术后宫颈狭窄率（11.27 %）[3]；④对于中盆腔缺陷，疗效更佳的骶前固定术等新型术式的出现，使得曼式手术很少被应用。

尽管如此，一直有学者通过自己的临床实践，呼吁作为纠正子宫脱垂的一种术式——曼式手术不应被废弃，其在临床上仍有应用的价值和空间，尤其是对于年轻、有生育要求及伴有宫颈延长的盆腔器官脱垂患者。

一、适应证

2006 年，A.Ayhan[3] 认为曼式手术主要治疗子宫脱垂，其适用人群为：

1. 具有严重合并症，手术及麻醉耐受差的老年子宫脱垂患者。
2. 年轻、有生育要求的子宫脱垂患者。
3. 拒绝行子宫切除的子宫脱垂患者。

根据我们的临床经验体会，对于符合以下条件的患者实施曼式手术，疗效确切：

1. 有子宫脱垂相关症状。
2. POP-Q 分期子宫脱垂Ⅱ度及以上。
3. 宫颈延长。
4. 无严重阴道前后壁脱垂。
5. 盆腔 MRI 检查无明显宫体下降。

二、禁忌证

1. 合并无法耐受手术的严重全身性疾病。
2. 生殖道急性炎症。
3. 存在子宫及宫颈病变无法保留子宫的患者。
4. 以子宫宫体脱垂为主要表现、子宫直肠陷凹（即 D 点）脱垂严重的子宫脱垂患者。
5. 合并严重阴道前后壁脱垂的患者。

三、术前准备

行盆腔检查评估阴道脱垂情况，行宫颈细胞学检查除外宫颈病变，行子宫双附件超声除外相关病变。有条件者行动态 MRI 评估脱垂情况。术前阴道冲洗两日，宫颈长期脱出阴道外口者行高锰酸钾盆浴。术前禁食水 8 h。

四、手术步骤

1. 患者取膀胱截石位，常规消毒铺巾，金属导尿管导尿后，牵拉宫颈（图 6-1）。

2. 探宫颈内口到宫颈外口距离，评估宫颈的长度，扩宫颈管至 6 号扩宫棒（图 6-2）。

3. 距宫颈外口 1cm 环形切开宫颈阴道部黏膜（图 6-3）。

3. 钝、锐结合分离宫颈阴道间隙（图 6-4）。

4. 分次夹双侧主韧带，切断后 8 字缝扎，反复重复此步骤（图 6-5）。

6. 评估已游离宫颈长度，保留两侧主韧带断端缝线，并固定于两侧手术单上（图 6-6）。

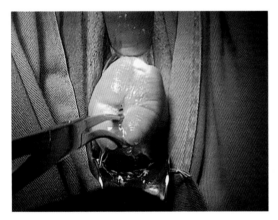

图 6-1　牵拉宫颈

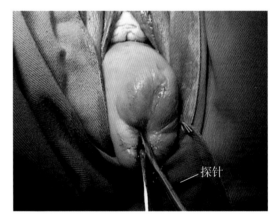

图 6-2　探宫颈内口到宫颈外口距离

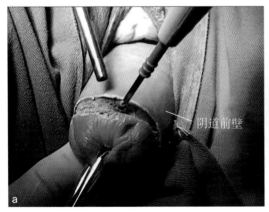

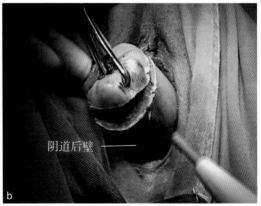

图 6-3　a. 切开阴道前壁黏膜；b. 切开阴道后壁黏膜

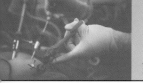

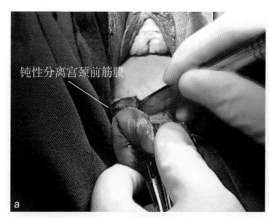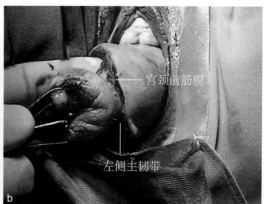

图 6-4 a.分离宫颈前筋膜；b.分离后暴露主韧带

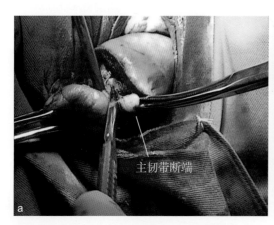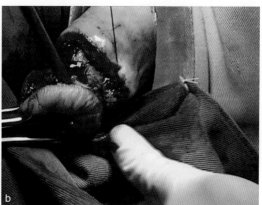

图 6-5 a.切开左侧主韧带；b.8 字缝扎

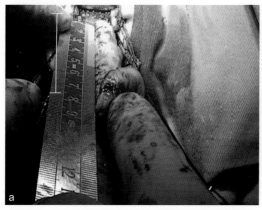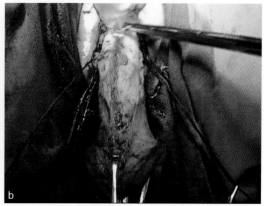

图 6-6 a.测量游离的宫颈长度；b.固定两侧主韧带断端缝线

7. 于评估的宫颈内口下 1 cm 处横断切除宫颈（图 6-7），切除后如图 6-8 所示。

8. 分别将主、骶韧带断端缝线缝至宫颈断端前壁及后壁，打结固定（图 6-9）。

9. Sturmdorf 法包埋缝合宫颈（图 6-10），具体缝合方法详见缝合示意图 6-11。

10. 间断"8 字"缝合成形两侧宫颈黏膜（图 6-12）。

11. 6 号扩宫棒再次探宫颈口是否通畅（图 6-13）。宫颈断端、阴道内置碘仿纱条。术后外阴外观正常，脱出物消失（图 6-14）。切除的宫颈见图 6-15。

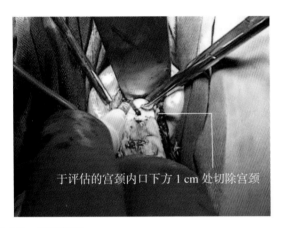

图 6-7 切除宫颈

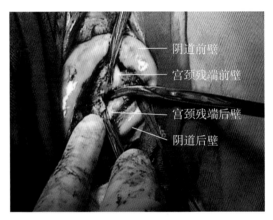

图 6-8 切除宫颈后的各个部位示意图

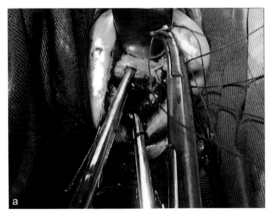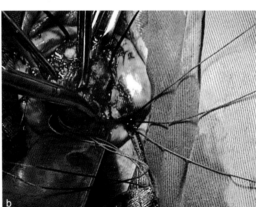

图 6-9 a.将主韧带断端缝线缝至断端前壁；b.缝至断端后壁

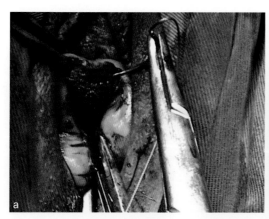
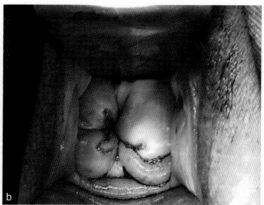

图 6-10　a. Sturmdorf 法缝合阴道前壁黏膜；b. 前后壁缝合后宫颈形态

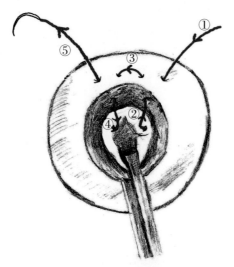
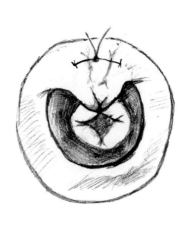

图 6-11　Sturmdorf 缝合法包埋缝合宫颈。①阴道断端前壁黏膜面进针；②宫颈管黏膜面出针；③阴道前壁断端中央创面进、出针，间距 5 mm；④再次自颈管前壁黏膜面进针；⑤向外 45° 阴道前壁断端黏膜面出针，缝合包埋宫颈前壁及阴道前壁，距断端边缘至少 1 ~ 1.5 cm，以保证覆盖宫颈断端。同法缝合阴道后壁及宫颈后壁

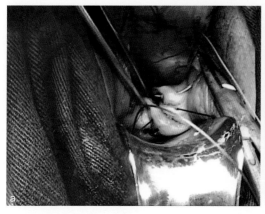
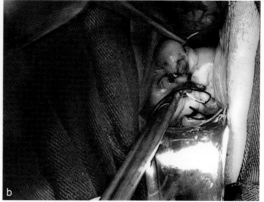

图 6-12　a. "8 字" 缝合左侧宫颈黏膜；b. "8 字" 缝合右侧宫颈黏膜

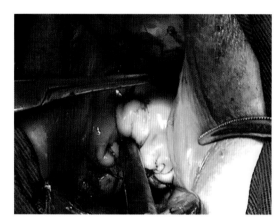

图 6-13　扩宫棒探宫颈口

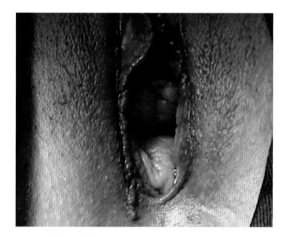

图 6-14　术后外阴外观

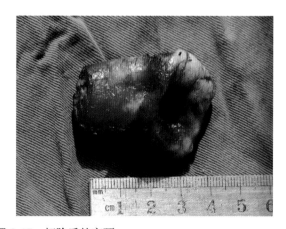

图 6-15　切除后的宫颈

五、宫颈延长的相关问题

临床上以宫颈延长为主要表现的中盆腔缺陷患者并不少见（图 6-16）。一般认为，盆腔器官脱垂通常伴随着宫颈延长[4]。宫颈延长的诊断在中盆腔缺陷患者的手术抉择中起着非常重要的作用。首先，宫颈长度在区分顶端缺陷和单纯宫颈延长方面有重要的鉴别意义[5]；其次，曼式手术本身是以宫颈截除为主要手术步骤的手术方式，在手术前对宫颈长度有比较准确的判断能够帮助我们在术中判断阴道前后壁分离深度以及宫颈截除的长度。而针对宫颈延长的专门性研究中对于宫颈的测量有一定的争议，宫颈延长的诊断目前尚缺乏定论。

（一）宫颈长度的测量

早期对于宫颈长度的测量局限于术前妇科查体时临床医生的估计，是一个单一数值。随着 POP-Q 评分系统的建立，POP-Q 评分中 C 点和 D 点间的差值可以反映宫颈的长度[5]，将宫颈长度的术前临床测量进一步的量化。而后引入 MRI 测量宫颈长度以及宫体宫颈的比例[6]。与 POP-Q 评分相比较，发现 MRI 有良好的可靠性和相关性，也让测量更加客观和准确。曾经有研究纳入超声测量[7]，但是发现超声测值与临床和 POP-Q 测量的相关性都较差。

值得注意的是，POP-Q 评分的 C、D 两点的差值不能作为宫颈长度的唯一测量值。Berger 等引入 MRI 进行宫颈长度的测量后发现，子宫脱垂组中宫颈的长度仅与 POP-Q 的 C 点测量值呈正相关，而不是 C、D 点之间的差值[6]。Dancz 比较 POP-Q 评分与子宫切除术后宫颈的解剖学测量值后也发现，两者存在相关性，但是相关性较差[7]。我们在临床中也有类似的发现。

因此，目前全面的宫颈长度测量方法应当包

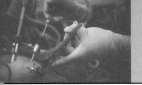

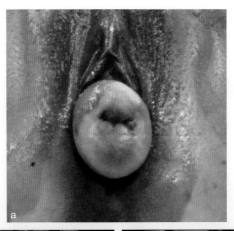

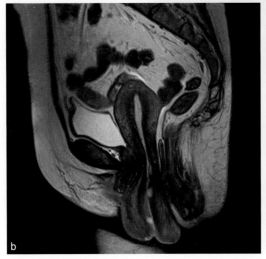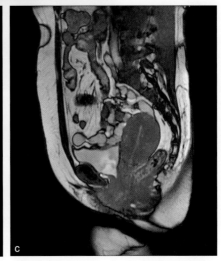

图 6-16　宫颈延长。a. 术前宫颈脱出情况；b. 术前盆腔 MRI；c. 术后盆腔 MRI

括临床妇科查体（POP-Q 评分）、MRI，以及切除标本的解剖学测量。

（二）宫颈延长的诊断

普通生育年龄女性的宫颈长度约为 3cm，绝经后萎缩。宫颈延长在 ICD 的诊断编码中是一个特定诊断（hypertrophic elongation of cervix uteri-ICD 10 N88.4），但是缺乏统一诊断标准。

Ibeanu 等于 2010 年的研究通过对手术标本直接测量获取数据，将宫颈延长定义为 POP-Q 评分中 C 点和 D 点之间的差距大于 8 cm，比较了 14 例宫颈延长的患者和 28 例因为子宫肌瘤行子宫全切且无脱垂患者的宫颈，然而这个诊断并不是基于统计学数据，而是旨在研究宫颈显著延长患者的宫颈组织学特点而人为定义为 8 cm[8]。

Berger 等于 2012 年利用 MRI 测量宫颈长度，比较了通过 POP-Q 评分诊断脱垂的 51 例患者和 46 例盆底支持正常的女性，通过对照组宫颈长度的 95% 置信区间，定义正常长度的上限为宫颈 33 mm、宫体 63 mm、子宫 94 mm 以及宫颈宫体比 0.79，将宫颈长度大于 33 mm、宫颈宫体比例超过 0.79 定义为宫颈延长。该研究发现 40% 的脱垂女性有宫颈延长，脱垂组患者的子宫体和宫颈均较正常对照组延长，其中宫颈比正常对照组长 36.4%（8.6 mm），宫颈和宫体的比例在脱垂组比对照组高 21.8%[6]。

最近发表的一个研究是 Dancz 于 2014 年发表的前瞻性研究。该研究纳入了 149 例拟因良性病变切除子宫的女性，其中 119 人最终行子宫切除，108 人行超声测量。研究分别比较了术前 POP-Q 评分、超声测量宫颈长度和子宫切除术后解剖学测量的结果后，将 97.5% 置信区间作为诊断宫颈延长的参考值，定义宫颈延长为解剖学长度大于 5 cm，POP-Q C、D 点差距大于 8 cm[7]。但实际上，Dancz 的研究并不是基于无脱垂的正常人群，在这 151 例患者中，有 39.7% 合并顶端脱垂 I 度，34.4% 的人是 III 度，因此宫颈延长的数值定义有待商榷。

我院自 2001 年 2 月至 2015 年 3 月共实施曼式手术 32 人，患者多伴有不同程度的宫颈延长，术前除了 POP-Q 评分，我们一般以宫颈外口至宫颈宫体交界处的长度作为宫颈术前测量长度，术前临床测量的宫颈长度平均为（5.9±1.7）cm，术后直接测量切除宫颈的平均长度为（4.6±1.4）cm。我们建议：拟选择曼式手术治疗子宫脱垂的患者宫

颈长度至少在 5 cm 以上，POP-Q 测量 D 点位置在 -4 cm 以上或坐骨棘以上水平。

（三）MRI 在宫颈延长诊断中的作用

宫颈延长的诊断中要重视 D 点，也就是宫骶韧带附着点的评估，除了数值，还要注意 D 点的动态变化。Ibeanu 等发现宫颈显著延长的患者的特征是不伴有 D 点的缺陷，这样的患者阴道后壁通常都有良好的子宫骶韧带支持[8]。这也是我们为患者选择曼式手术的关键。除了测量宫颈长度，MRI 能够在 POP-Q 评分的基础上非常清楚地显示是否存在 D 点缺陷和以及缺陷的严重程度。动态 MRI 可以判断在患者屏气动作下 C 点及 D 点的变化，帮助我们进一步判断缺陷的位置和严重程度。

以下为同一患者术前、术后的 MRI 表现。术前静态 MRI（图 6-17a）可见，患者有明显的宫颈延长，D 点位于 PCL 线上方。术前动态 MRI 可见，静息状态（图 6-18a）和屏气动作下（图 6-18b）D 点位置变化不大。因此，患者为以宫颈延长伴脱

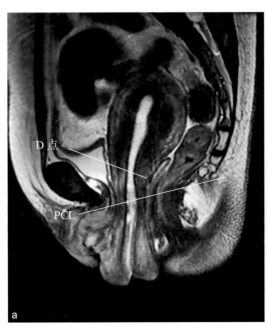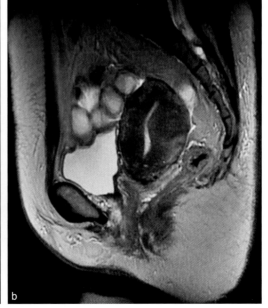

图 6-17　a. 术前静态 MRI；b. 术后静态 MRI

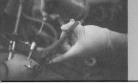

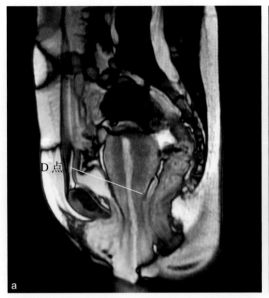
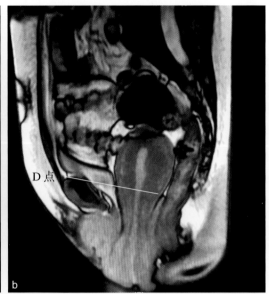

图 6-18　a. 术前动态 MRI 静息状态；b. 术前动态 MRI 屏气状态

出为主要表现的中盆腔缺陷。经曼式手术后，静态 MRI（图 6-17b）和动态 MRI（图 6-19）均可见患者屏气用力后子宫位置正常，无脱出物。

同样合并宫颈延长，如果患者的 MRI 显示屏气后 D 点的位置明显下移或者后陷凹有明显下移，则高位骶韧带悬吊、后陷凹成形等针对 D 点的修复术式可能更加适合患者。

因此，通过盆腔动、静态 MRI 不仅能够帮助判断患者的脱垂情况，还能进一步决定手术方式。

六、手术并发症

曼式手术常见的早期并发症有膀胱损伤、直肠损伤、腹膜后血肿、术后尿潴留等。

1．尿潴留等泌尿系统并发症

Conger[9]1958 年报道的 960 例曼式手术中，最主要的术后并发症是尿潴留，有 15.2% 的患者术后尿管留置时间超过了 9 天。Ayhan 等 [3] 回顾的 204 例曼式手术中有 45 例（22.05%）术后出现尿潴留。Fourcade[10] 对 56 例曼式术后患者随访 3 个月至 10 年，20% 的患者术后出现持续性膀胱过度活动症状。

2．周围组织损伤

Conger[3]1958 年报道的 960 例曼式手术中，出现 3 例膀胱损伤和 2 例直肠损伤，其中 1 例直肠损伤术后由于感染出现了直肠阴道瘘而需要二次手术处理。Ayhan 等 [4] 回顾的 204 例曼式手术中有 2 例出现了膀胱损伤。

3．宫颈狭窄

宫颈狭窄是主要的晚期并发症。Ayhan[4] 报道的 204 例曼式手术患者平均年龄（34.68 ± 4.24）岁，术后宫颈狭窄的发生率高达 11.27%，大部分以盆腔痛、痛经、月经过少或闭经为主要症状。诊断后皆在麻醉下行宫颈扩张治疗，有 1 人在术后 1 年

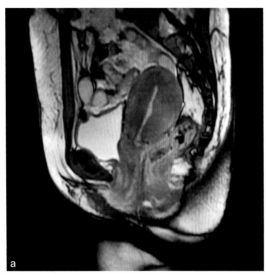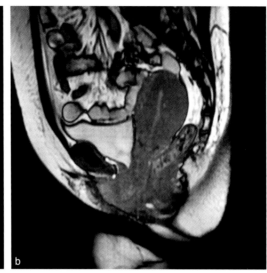

图 6-19　a. 术后动态 MRI 静息状态；b. 术后动态 MRI 屏气状态

由于扩张宫颈失败而进行全子宫切除术，作者认为宫颈狭窄的高发生率是曼式手术在盆腔器官脱垂治疗中被逐渐弃用的原因之一。但在随后的研究中，却未发现有宫颈狭窄发生。作者分析原因：可能是由于入组患者年龄偏大（平均 49.3 岁）且 41.6% 为绝经女性，并且宫颈成形采用 Sturmdorf 缝合方法，故未发生宫颈狭窄。但无论如何，曼式手术术后宫颈狭窄导致宫颈粘连有时可以引起严重的并发症，Claire Noor 于 2012 年报道了 1 例曼式手术后严重宫腔积血的案例[11]。所以，曼式手术时一定要警惕宫颈狭窄的可能，需告知患者相关风险。对于围绝经期的女性，曼式手术术后如无月经来潮，不要认为是自然绝经，很可能是由于宫颈粘连导致的。

4. 其他并发症

Phaneuf[2] 报道曼式手术后出现宫颈出血、阴道粘连、阴道过窄等并发症。

七、手术疗效

全球范围内，对于曼式手术的报道多在 20 世纪初期，缺乏系统的长期疗效的观察。Conger 和 Keettel 于 1958 年对 960 例患者的研究显示曼式手术的复发率为 4.3%[9]；Tipton 和 Atkin 于 1970 年对 82 例接受曼式手术的子宫脱垂患者的研究却显示，术后 6 ~ 12 年的再手术率高达 21%[12]；我国天津柯应夔于 1978 年出版的《子宫脱垂》一书中，随访观察了 200 例宫颈切除加阴道前后壁修补以及 31 例阴式子宫切除加修补的患者，随访 9 ~ 13 年，术后复发 4 例（1.8%），远期治愈率达 99.5%[13]。

就现有的少量报道，曼式手术复发率也很不一致，这可能与各个报道中入组患者的异质性相关。

A. Ayhan 等对 1985 — 2004 年间在该中心由于子宫脱垂接受曼式手术的 204 例盆腔器官脱垂患者

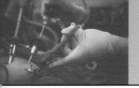

进行回顾性研究，结果显示，术后子宫脱垂的复发率为3.9%，膀胱膨出的复发率为1.47%[3]。2012年，Liebergall[14]等采用曼式手术治疗宫颈延长，共87例患者，53例完成随访的患者中，75.4%（40/53）存在膀胱膨出，18.8%（10/53）合并子宫脱垂，15.1%（8/52）合并直肠膨出（均为Ⅱ～Ⅳ度）。对于其他部位的脱垂，在曼式手术同时酌情进行修补（部分为添加网片的阴道前后壁修补）。随访发现术后无子宫脱垂复发，22.6%（12/53）的患者出现膀胱膨出复发，24.5%出现直肠膨出复发。

由于阴式全子宫切除+阴道前后壁修补术是盆腔器官脱垂包括子宫脱垂的主流术式，其与曼式手术的焦点问题是子宫的去留。目前很多研究显示宫颈周围环的保留对于盆底的支撑非常重要。关于曼式手术与阴式子宫切除用于治疗中盆腔缺陷的比较研究报道很少。3项回顾性比较研究显示，曼式手术与阴式子宫切除相比，出血少、手术时间短、围术期病率更低，总结认为曼式手术的治愈率较高，对于顶端缺陷的解剖学恢复效果非常突出。就治愈率和并发症而言，曼式手术优于阴式子宫切除。

虽然上述文献中的患者存在很大的异质性，且均为回顾性研究，但综上所述，大部分文献认为曼式手术对于治疗子宫脱垂有较好的疗效。

我院近15年内实施的曼式手术中，平均年龄47.9岁（32～78岁），平均手术时间为（79.0±25.1）min，术中平均出血量为（61.2±75.1）ml，无术中及术后并发症发生，平均随访57个月，中盆腔治愈率100%，无中盆腔缺陷复发。

八、曼式手术相关问题探讨

1. 保留子宫相关问题

早期文献认为，相对于包含子宫切除的其他术式而言，术后出现痛经、子宫病变如子宫肌瘤、子宫内膜癌以及非计划妊娠，是曼式手术后满意度下降的一个重要原因。因而有学者认为如果妇女不要求保留子宫，子宫全切可以避免发生子宫病变以及去除她们对于意外妊娠的恐惧[12,15]。然而实际上，现有观点已经广泛认为子宫切除并不是无子宫病变的人实施脱垂手术时的必需选择，且曼式手术并不是造成子宫病变的直接原因[3,9]，子宫全切也不应该成为避孕的手段。

因此，由于曼式手术保留子宫，需要术前充分向患者交代术式及术后随访注意事项。同时通过良好的手术操作，特别是注意宫颈成形的缝合方法，能够有效地预防术后宫颈狭窄。术后随访时需要定期进行盆腔检查、宫颈刮片甚至内膜活检。需要关注相关的子宫病变的症状。

2. 曼式手术与术后妊娠

因曼式手术保留了子宫，对于年轻、有生育要求的女性即提供了妊娠的可能，然而因为宫颈部分截除导致了宫颈缩短，可能会造成宫颈机能不全、胎膜早破、流产、早产；另外，宫颈瘢痕形成可能导致宫颈难产，由此增加了剖宫产的概率。

柯应夔等[13]报道了6例行曼式手术的患者，有3例术后相继发生5次晚期流产，另外3例有2例剖宫产，其中1例是宫口开大5cm时因宫颈形成狭窄环进行了剖宫产。Chaudhuri[16]报道21例曼式手术患者中7例术后妊娠，其中4例发生早产或者流产。由此推断，曼式手术对妊娠以及分娩是可能存在影响的。此外，术后妊娠也会增加曼式手术复发的概率，特别是经阴道分娩之后[12]。

尽管曼式手术后妊娠风险增加，对于有生育要求的年轻女性而言，曼式手术能够保留子宫；并且与其他保留子宫的术式相比，曼式手术不进腹，不影响子宫位置，能够更好地提供保留生育功能的可能。

因此，子宫脱垂的患者选择术式时，对于有妊娠意愿的患者，曼式手术是一个手术选择。需注意：曼式手术术后患者在妊娠前及早、中、孕期需充分评估宫颈机能，及时预防及治疗宫颈截除后宫颈机能不全及宫颈粘连等问题。另外，孕晚期分娩前需评估宫颈情况，警惕术后瘢痕形成造成宫颈难产，及时择期剖宫产终止妊娠。

总之，曼式手术是一种古老的术式，但是缺乏有效的前瞻性研究系统评估该术式。我们认为曼式手术适用于年轻，尤其以宫颈延长为特点的子宫脱垂患者，该术式能够保留患者的生理及生育功能。由于手术时间短、出血少，且未使用添加材料，术中、术后并发症少，患者的接受度及满意度较高。但值得注意的是，随着 MRI 等技术的推广，对于特定部位缺陷的识别，曼式手术可与其他术式相结合治疗复杂情况的盆腔器官脱垂。

改良曼式手术录相，请扫描二维码观看

曼式手术录相，请扫描二维码观看

（姚　颖）

参考文献

[1] Frost IF. The Manchester operation, With special reference to its development and the principles involved in its technic. Am J Surg , 1941, 51(2): 311-319.

[2] Phaneuf LE. Manchester operation of colporrhaphy in the treatment of uterine prolapse. American journal of surgery, 1951, 82(1): 156-162.

[3] Ayhan A, Esin S, Guven S, et al. The Manchester operation for uterine prolapse. International journal of gynaecology and obstetrics: the official organ of the International Federation of Gynaecology and Obstetrics, 2006, 92(3): 228-233.

[4] Rogers RM, Richardson AC. Clinical evaluation of pelvic support defects with anatomic correlations. In: Bent AE, Ostergard DR, Cundiff GW, Swift SE (eds) Ostergard's urogynecology and pelvic floor dysfunction. Lippincott Williams &Wilkins, Philadephia, 2003.

[5] Bump RC, Mattiasson A, Bo K, et al. The standardization of terminology of female pelvic organ prolapse and pelvic floor dysfunction. Am J Obstet Gynecol, 1996, 175(1): 10-17.

[6] Berger MB, Ramanah R, Guire KE, et al. Is cervical elongation associated with pelvic organ prolapse? International Urogynecology Journal, 2012, 23(8): 1095-1103.

[7] Dancz CE, Werth L, Sun V, et al. Comparison of the POP-Q examination, transvaginal ultrasound, and direct anatomic measurement of cervical length. International Urogynecology Journal, 2014, 25(4): 457-464.

[8] Ibeanu OA, Chesson RR, Sandquist D, et al. Hypertrophic cervical elongation: clinical and histological correlations. International Urogynecology Journal, 2010, 21(8): 995-1000.

[9] Conger GT. The manchester-fothergill operation , its place in gynecology;a review of 960 cases at university hospital, Iowa city, Iowa. Am J Obstet Gynecol, 1958, 76(3): 634-640.

[10] Fourcade R , Qarro A, Hajj Hassan R , et al. The "Manchester"procedure, a simple and durable no-prosthesis technique for the treatment of viginal prolpase. Urology, 2006, 68: 174.

[11] Noor C, Patankar S, Winter-Roach B. An unusual case of hematometra in a postmenopausal woman associated with Manchester repair. Journal of Lower Genital Tract Disease, 2012, 16(2): 162-164.

[12] Tipton RH, Atkin PF. Uterine disease after the Manchester repair operation. The Journal of obstetrics and gynaecology of the British Commonwealth, 1970, 77(9): 852-853.

[13] 柯应夔. 子宫脱垂. 天津: 天津科学技术出版社，1982，10.

[14] Liebergall-Wischnitzer M, Ben-Meir A, Sarid O, et al. Women's well-being after Manchester procedure for pelvic reconstruction with uterine preservation: a follow-up study. Archives of Gynecology and Obstetrics, 2012,

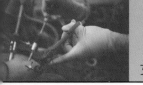

285(6): 1587-1592.

[15] Hopkins MP, Devine JB, DeLancey JO. Uterine problems discovered after presumed hysterectomy: the Manchester operation revisited. Obstetrics and Gynecology, 1997, 89(5 Pt 2): 846-848.

[16] Chaudhuri SK. The place of sling operations in treating genital prolapse in young women. International journal of gynaecology and obstetrics: the official organ of the International Federation of Gynaecology and Obstetrics, 1978, 16(4): 314-320.

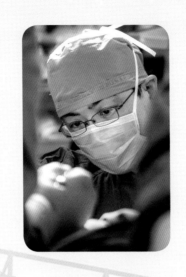

第七章

高位子宫骶韧带子宫颈/阴道断端悬吊术

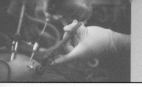

高位子宫骶韧带子宫颈／阴道断端悬吊术是通过缝合缩短骶韧带中下段，将脱垂的子宫颈／阴道断端向上牵拉，达到治疗以中盆腔缺陷为主的盆腔器官脱垂的一种盆底重建手术。

高位子宫骶韧带悬吊术（high uterosacral ligament suspension，HUS）最早见于 1927 年 Miller[1] 的报道，此后术式不断改良。Silva[2] 对 110 例重度子宫或穹窿脱垂患者经阴道实施了 HUS，术后随访 5 年证实，此方法是治疗穹窿脱垂有效而持久的术式，同时能维持或改善尿道、肠道的正常功能以及性功能。

此手术可以通过开腹、腹腔镜、经阴道途径实施，随着手术技术的改进，目前经开腹途径实施者较少，多通过经腹腔镜或经阴道实施，腹腔镜下 HUS 具有微创、术野清晰，在保留该术式疗效的同时可降低并发症的发生。

一、相关解剖

子宫骶韧带从子宫颈和子宫体的两侧向后，经直肠的两侧附着到骶骨，其表面覆以腹膜形成骶子宫襞，其中大部分与第 1～3 骶椎相连，与第 4 骶椎多不相连。图 7-1 所示为手术中所见的两侧子宫骶韧带。

子宫骶韧带分颈部、中间部、骶骨部。Vu D 等[3] 在尸体解剖中发现，子宫骶韧带长 12～14 cm，并将其分为三部分，包括：远端（即颈部）长 2～3 cm，厚 5～20 mm，附着宫颈和阴道上段，侧方与主韧带融合；中段（即中间部）长 5 cm，相对游离，宽、薄，在有张力时易于辨认；近端（即骶骨部）长 5～6 cm，较薄，散开附着骶骨。子宫骶韧带颈部、中间部、骶骨部分别距离输尿管的长度为（0.8±0.5）cm、（2.4±0.8）cm、（4.0±0.7）cm。

Pedro[4] 研究证实，子宫骶韧带可以提供 14.1 MPa 的稳定力和 6.3 MPa 的最大拉力，证实了 HUS 手术的生物力学依据。研究中同时还提出，子宫骶韧带的力量不仅来源于子宫骶韧带本身，还源于腹膜外的结缔组织。在子宫骶韧带的三部分中，根据厚度和附着，子宫骶韧带中间部是比较坚固的悬吊点，离输尿管的距离相对安全[5]。因此，中段是最适合做阴道顶支持的手术部位。临床中选择高位子宫骶韧带悬吊的操作点，也主要在子宫骶韧带的中间部。

Siddique[6] 等研究发现，子宫骶韧带的深方为

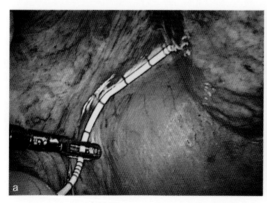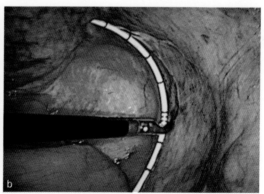

图 7-1 图 a 所示为左侧子宫骶韧带，图 b 所示为右侧子宫骶韧带，分别用带刻度的导管标记，图中每个刻度间隔为 1 cm

骶神经。子宫骶韧带和其侧方的神经关系，若以坐骨棘为起点，以子宫骶韧带为轴心测量，则骶丛 S1 在骶韧带下方 3.9 cm 经过，S2 在子宫骶韧带下方 2.6 cm 经过，S3 在骶韧带下方 1.5 cm 经过，S4 在骶韧带下方 0.9 cm 经过。因此，HUS 手术也建议在坐骨棘水平以下的子宫骶韧带中间部固定悬吊，以避免对神经的损伤。

二、适应证

以中盆腔缺陷为主的盆腔器官脱垂表现以子宫脱垂为主，可同时合并有阴道前、后壁上段的轻度膨出。

三、禁忌证

1. 盆腔粘连严重，无法分离出骶韧带解剖结构。

2. 伴有明显的前盆腔、后盆腔缺陷。

3. 保留子宫者若合并有宫颈延长，需同时做宫颈部分切除。

四、手术步骤

（一）腹腔镜高位子宫骶韧带阴道断端悬吊术

1. 提拉阴道断端右侧缘，将右侧骶韧带牵拉出张力；向前上方牵拉宫颈断端。

2. 看清腹膜后右侧输尿管走行（图 7-2）。

3. 在右侧输尿管和子宫骶韧带之间，打开后腹膜。

4. 将输尿管向外侧推开，充分显露右侧子宫骶韧带中下段（图 7-3）。

5. 在腹膜后找到骶骨岬，作为判定高位悬吊子宫骶韧带的参照点。一般高位子宫骶韧带悬吊的起始点在骶骨岬下方 4cm 处（图 7-4）。

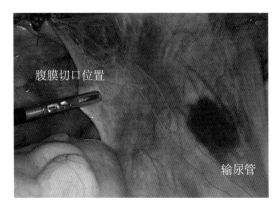

图 7-2　图中两条蓝色实线之间为输尿管走行区域，蓝色虚线为手术中腹膜切口的位置，钳子钳夹的为右侧子宫骶韧带

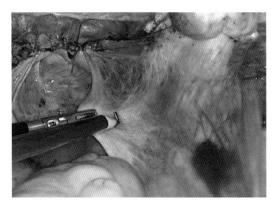

图 7-3　钳子钳夹的是右侧子宫骶韧带，打开子宫骶韧带外侧腹膜后，用单极电钩将输尿管向外侧推开

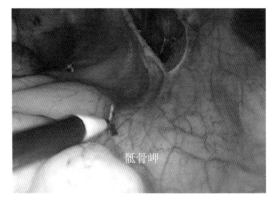

图 7-4　图中圆圈圈出的是骶骨岬

6. 向上牵拉阴道顶端右侧，感受阴道顶牵拉后的子宫骶韧带张力。

7. 用不可吸收缝线连续缝合子宫骶韧带中下段至阴道顶端右侧，缝线不穿透至阴道黏膜（图7-5～7-7）。

8. 拉紧缝线，结扎（图7-8）。

9. 相同方法做左侧高位子宫骶韧带悬吊（图7-9）。

10. 若同时发现存在子宫直肠陷凹明显，用可吸收缝线缝合直肠前壁腹膜、两侧腹膜及阴道后方腹膜，关闭直肠陷凹，避免手术后发生直肠疝（图7-10、7-11）。

11. 若实施保留子宫的高位子宫骶韧带悬吊手术（图7-12～7-15），子宫骶韧带缝线需固定在子宫颈后壁，缝线不穿透子宫颈。

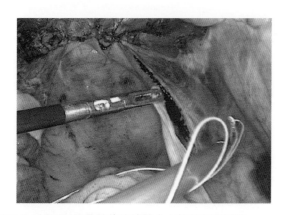

图7-5　用不可吸收缝线连续缝合右侧子宫骶韧带

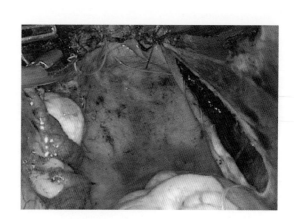

图7-6　至接近阴道断端位置

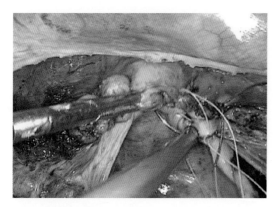

图7-7　并将阴道断端进行缝合，以便作为高位子宫骶韧带悬吊的起点，不要穿透到阴道黏膜面

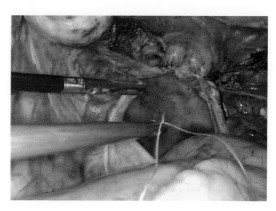

图7-8　牵拉缝合好的子宫骶韧带的缝线，上提阴道断端，结扎

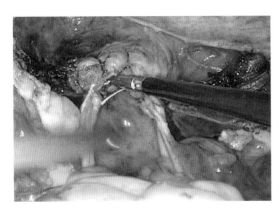

图 7-9　采用相同方法将左侧子宫骶韧带与阴道断端固定

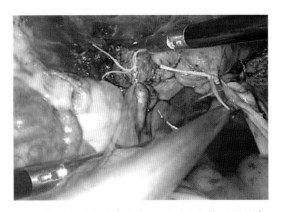

图 7-10　将阴道后方的直肠窝，用可吸收线环形缝合，成形直肠窝

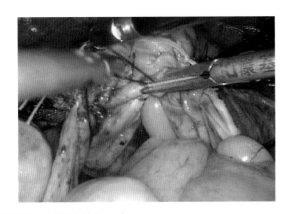

图 7-11　拉紧并结扎缝线

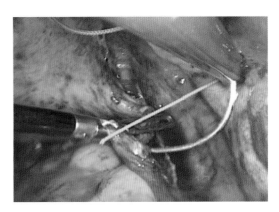

图 7-12　高位连续缝合右侧子宫骶韧带

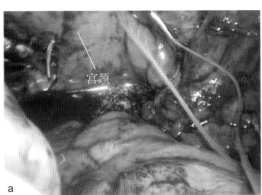

图 7-13　a.缝合宫颈后壁；b.相同方法缝合左侧子宫骶韧带与宫颈后方

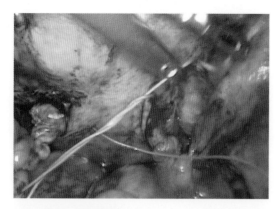

图 7-14　拉紧、结扎缝线

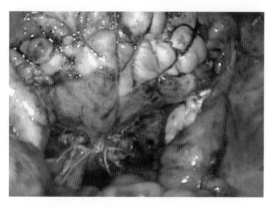

图 7-15　拉紧两侧子宫骶韧带与宫颈缝线并结扎

（二）经阴道高位子宫骶韧带悬吊术 [8]

1．经阴道切除子宫，阴道顶端暂不缝合。

2．上提阴道残端，在腹腔内触摸并确认坐骨棘及走行于其上方 1～5 cm 的输尿管后，暴露从坐骨棘内后侧向骶骨方向走行的子宫骶韧带。

3．沿子宫主、骶韧带断端，组织钳钳夹向外牵拉，手指沿此处向上探查，感受到有张力的右侧子宫骶韧带。

4．用长组织钳在后腹膜 5 点和 7 点处平坐骨棘水平处钳夹双侧子宫骶韧带残端，向下、向尾

侧牵拉，使其伸张，然后顺子宫骶韧带残端沿侧盆壁向骶骨方向可以清楚摸到一条明显增厚、纵向走行的结缔组织样韧带，此即子宫骶韧带。

5．用压肠板或阴道侧壁拉钩，将肠管向左侧推开。

6．在右侧子宫骶韧带内侧剪开表面腹膜，向上、后方分离腹膜后间隙，使子宫骶韧带与右侧输尿管间距离加大。

7．不可吸收缝线连续缝合右侧子宫骶韧带，并将末端缝合在阴道断端筋膜上。

8．相同方法缝合左侧子宫骶韧带。

9．将两侧子宫骶韧带缝线拉紧、打结。

10．做膀胱镜检查，辨认膀胱三角区及两侧输尿管口，见到喷尿及尿色无异常，确认双侧输尿管无损伤。务必看到双侧输尿管开口处喷尿正常，以便除外输尿管被缝扎、扭曲等。行膀胱镜检查时，可静脉给予注射用卡络磺钠 80 mg，之后尿液会有黄染，易于膀胱镜下观察输尿管口喷尿。

11．缝合关闭阴道断端，包埋悬吊的不可吸收缝线。

该术式亦可经阴道经腹膜外操作。

五、治疗效果

HUS 手术采用患者自身的组织进行盆底重建，尤其适用于相对年轻的患者。对于其治疗效果，文献也有相应的报道，随访时间 6 个月到 5 年，成功率达 82%～96% [9-10]。

HUS 手术可以是切除子宫后的阴道断端的悬吊，也可以是保留子宫的宫颈悬吊，而且后者还可以保留患者的生育功能，已经有 HUS 术后妊娠，最终选择性剖宫产分娩的报道[7]。对于有性生活需求的患者，由于穹窿悬吊位置高，不仅解决了脱垂问题，而且术后能获得足够的阴道深度和宽度，与其他盆底重建手术相比，HUS 是最少改变阴道

生理状况的手术之一。HUS 手术对子宫脱垂的治疗效果满意，主观感觉上术后性生活质量优于术前[11]。

与骶棘韧带固定术（SSLF）比较，二者对于悬吊阴道顶端均有良好作用，成功率相似，但 HUS 术后阴道前壁膨出程度低于 SSLF[12]。国外文献报道 HUS 和 SSLF 术后前壁膨出的发生率分别为 6% 和 21%，原因在于 HUS 手术可以更好地保持阴道自然轴向，潜在预防了阴道其他部位的继发膨出[13]。

与各种添加网片的盆底重建手术比较，HUS 无网片导致的阴道壁僵硬、弹性减弱、侵蚀等副作用。

六、注意事项和经验分享

除感染、出血等常见并发症外，HUS 手术最常见的并发症为输尿管损伤。目前文献报道的经阴道 HUS 手术，输尿管损伤发生率为 4.6%[14]。Lin[15] 报道的 133 例手术中，因正确分离输尿管，无输尿管损伤发生。由此可见，术中根据解剖关系对输尿管进行正确分离，可以很好地保护输尿管免于术中损伤。术中缝合虽然不直接影响输尿管，但可能牵拉或使输尿管附着的组织移位，引起一侧或者双侧输尿管扭曲，进而发生梗阻。手术中打开侧腹膜，将输尿管向外侧推，可以进一步减小输尿管术中损伤的风险[16]。子宫骶韧带悬吊术后子宫一般会被悬吊至坐骨棘水平，如果子宫颈过长，术后延长的子宫颈在阴道内会引起阴道异物的感觉，使得手术效果不佳，是手术失败的原因之一[17]。下肢感觉神经损伤也是手术的并发症，Flynn[18] 等回顾性分析了 182 例阴式 HUS，其中 7 例发生 S2～S4 感觉神经分布区域的疼痛和麻木，认为可能与术中缝扎子宫骶韧带过深、过偏导致神经损伤有关，3 例拆除同侧缝线后症状缓解，4 例

经药物保守治疗后缓解。腹腔镜下 HUS 手术目前无神经损伤的相关报道，在这一方面更显优势。

相对而言，HUS 手术的术式简单，手术学习曲线短、易于掌握，适应证明确，可结合其他盆底重建手术实施。手术中涉及的解剖关系明晰，发生并发症的风险低，是易于开展的手术方案。

该术式的局限性：HUS 手术主要是改善中路的盆腔器官脱垂，以子宫脱垂或者子宫切除术后穹窿脱垂为主要手术适应证，可同时合并有轻度的阴道前、后壁膨出。为保证手术治疗效果，需要严格掌握，避免扩大手术适应证导致的盆腔器官脱垂复发。若同时合并有阴道前、后壁膨出，可以考虑联合其他术式进行盆底重建[11]。

腹腔镜高位子宫骶韧带宫颈悬吊手术录像，请扫描二维码观看

腹腔镜高位子宫骶韧带阴道悬吊手术录像，请扫描二维码观看

无气腹腹腔镜监视下经阴道子宫骶韧带悬吊手术录像，请扫描二维码观看

（张　坤　韩劲松）

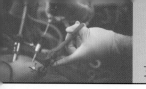

参考文献

[1]　Miller NF. A new method of correcting complete invention of the vagina. Surg Gynecol Obstet, 1927 , 44: 550-555.

[2]　Silva WA, Pauls RN, Sngal JL. Uterosacral ligament vault suspension: five-year outcomes. Obstet Gynecol, 2006, 108:255-263.

[3]　Pedro M, Agnaldo L, Silva F, et al. Strength of round and uterosacral ligaments: a biomechanical study. Archives of Gynecology and Obstetrics, 2012, online.

[4]　Vu D, Haylen BT, Tse K, et al. Surgical anatomy of the uterosacral ligament, Int Urogynecol J, 2010, 21(9): 1123-1128.

[5]　周秀华，欧阳四新. 子宫骶韧带的应用解剖. 解剖学杂志，2007, 3(4)：480-482.

[6]　Siddique SA, Gutman RE, Schön Ybarra MA, et al, Relationship of the uterosacral ligament to the sacral plexus and to the pudendal nerve. Int Urogynecol J Pelvic Floor Dysfunct, 2006, 17(6): 642-645.

[7]　Maher CF, Carey MP, Murray CJ. Laparoscopic suture hysteropexy for uterine prolapsed. Obstet Gynecol, 2001, 97(6):1010-1014.

[8]　鲁永鲜，沈文洁，刘昕，等. 经阴道子宫骶骨韧带高位悬吊术治疗子宫脱垂的临床探讨. 中华妇产科杂志，2007, 42(12): 197-201.

[9]　Montella JM, Morrill MY. Effectiveness of the McCall culdeplasty in maintaining support after vaginal hysterectomy. Int Urogynecol J Pelvic Floor Dysfunct, 2005, 16:226-229.

[10]　Silva WA, Pauls RN, Segal JL, et al. Uterosacral ligament vault suspension：five-year outcomes. Obstet Gynecol, 2006, 108: 255-263.

[11]　孙之星，朱兰，胡惠英，等. 腹腔镜高位宫骶韧带悬吊术联合子宫颈截除术治疗生育期子宫脱垂的长期疗效及性功能评价. 中华妇产科杂志，2014，49(3)：167-171.

[12]　鲁永鲜，刘昕，周宁，等. 阴式子宫切除同时行骶棘韧带固定术治疗盆腔器官脱垂. 中华妇产科杂志，2004, 39(9): 627-628.

[13]　Karram M, Goldwasser S, Kleeman S, et al. High uterosacral vaginal vault suspension with fascial reconstruction for vaginal repair of eflterocele and vaginal vault prolapse. Am J Obstet Gynecol, 2001, 185: 1339-1343.

[14]　Maher CF, Carey MP, Murray CJ, Laperoscopic suture hysteropexy for uterine prolapse. Obstet Gynecol, 2001, 97: 1010-1014.

[15]　Lin LL, Phelps JY, Liu CY. Laparoscopic vaginal vault suspension using uterosaeral ligaments: a review of 133 cases. J Minim Invasive Gynecol, 2005, 12:216-220.

[16]　张坤，韩劲松. 腹腔镜下高位骶韧带悬吊术治疗子宫脱垂的疗效探讨. 中国妇产科临床杂志, 2013, 14(2): 106-109.

[17]　Maher CF, Carey MP, Murray CJ. Laparoscopic suture hysteropexy for uterine prolapse. Obstet Gynecol, 2001, 97: 1010-1014.

[18]　Flynn MK, Weidner AC, Amundsen CL. Sensory nerve injury after utemsacral ligament suspension. Am J Obstet Gynecol, 2006, 195: 1869-1872.

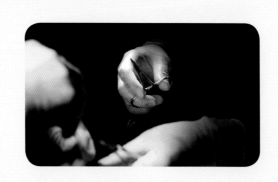

第八章

骶棘韧带固定术

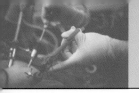

骶棘韧带固定术（sacrospinous ligament fixation，SSLF）是用不可吸收缝线将阴道顶端固定于距坐骨棘内侧 2.5 cm 的骶棘韧带上，以修复中盆腔缺陷的一种术式[1]。

1958 年，Sedera[2] 首先应用骶棘韧带作为缝合固定点来治疗子宫切除术后阴道穹窿脱垂，后来逐步用于子宫脱垂的治疗。文献报道 SSLF 治愈率为 84.6%（69% ~ 100%）；另有报道[3] 术后客观治愈率为 67.0% ~ 96.8%，主观治愈率为 70% ~ 98%。该术式的优点包括手术时间短、恢复快、术后疼痛少，另外可同时行其他缺陷的修补手术。

一、相关解剖

（一）骶棘韧带

骶棘韧带为一个扇形致密结缔组织宽带，后内侧附着于骶骨的第 4 骶椎平面至尾骨尖的侧缘，向前外附着于坐骨棘。该韧带盆面与尾骨肌密切联署，或者说是尾骨肌后部纤维退变所成的结缔组织（图 8-1、图 8-2）。

（二）邻近神经分布

Lazarou 等[4] 对 15 具尸体的骶棘韧带邻近神经分布情况进行了解剖学研究，结果示：骶棘韧带平均长度（4.4±0.7）cm，平均厚度（0.3±0.1）cm，外侧端（坐骨棘端）宽约 1.0 cm，内侧端（尾骨端）宽 2.5 ~ 3.0 cm。

与 SSLF 相关的神经有：①肛提肌神经（LAN），来源于第 3 和（或）第 4 骶神经，在距坐骨棘内侧平均 2.5cm 处横跨骶棘韧带；②直肠下神经丛（IRN variant），也来源于第 3 和（或）第 4 骶神经，在距坐骨棘内侧平均 1.9 cm 处穿行于

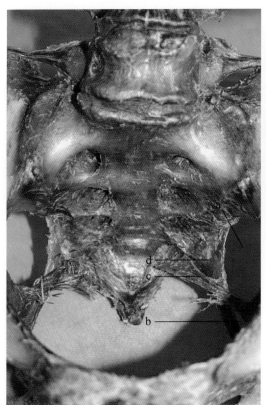
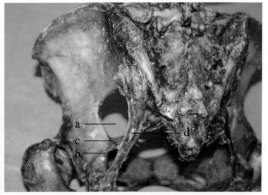

图 8-1　骨盆正面观及背面观。a：坐骨大孔；b：坐骨小孔；c：骶棘韧带；d：骶结节韧带

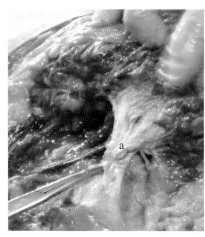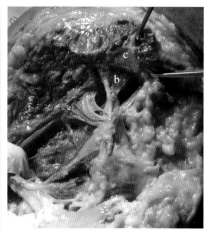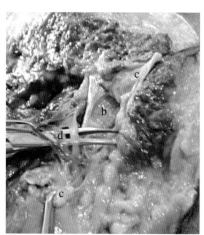

图 8-2　新鲜尸体骨盆左侧臀部解剖（上方为头侧）。a：骶结节韧带；b：骶棘韧带；c：骶结节韧带断端；d：穿过坐骨小孔的阴部血管和神经

骶棘韧带中部向下进入坐骨直肠窝；③阴部神经（PN），来源于第 2、3、4 骶神经，一般位于坐骨棘内侧 0.6 cm，从骶棘韧带的后方经过。因此，建议悬吊缝合部位距离坐骨棘 2.5 cm 以上，以避免神经损伤（图 8-3）。

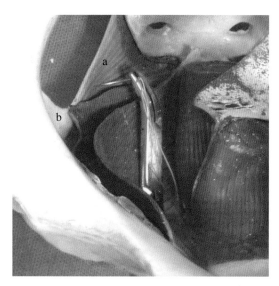

图 8-3　显示进针部位。a：右侧骶棘韧带；b：右侧坐骨棘

二、适应证

1. 中盆腔缺陷，包括阴道穹窿脱垂、子宫脱垂。
2. 如有其他部位的缺陷可联合其他手术。

三、禁忌证

1. 阴道炎、阴道溃疡等生殖器急性感染者。
2. 阴道狭窄、阴道畸形等。
3. 由于严重心、肺功能不全，肝、肾功能不全等内科合并症不能耐受手术。
4. 盆腔急性感染者。
5. 凝血功能障碍。

四、手术步骤

（一）经阴道骶棘韧带悬吊术

麻醉方式一般采用蛛网膜下腔联合硬膜外麻醉。患者取膀胱截石位。

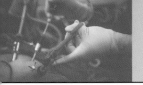

1. 阴道上 1/3 处向阴道直肠间隙及直肠侧间隙注水（生理盐水 200～300 ml）或不注水。

2. 纵行切开阴道后壁顶部的黏膜 3～4 cm。

3. 经切口分离阴道直肠间隙及直肠侧间隙至坐骨棘。

4. 暴露骶棘韧带，向对侧推开直肠。

5. 不可吸收缝线缝于距坐骨棘突内侧 2.5 cm 的骶棘韧带上。缝合时也可考虑应用可吸收线，如 PDS 线，约 60 天才能吸收。悬吊的作用主要靠手术后形成牢固的粘连，如使用不可吸收线，经常造成术后线头外露（图 8-4）。

6. 继续将缝线缝至阴道顶端。保留子宫者则将缝线继续缝合于同侧的子宫主、骶韧带上，打结，使阴道顶端或宫颈上提至坐骨棘水平。

7. 缝合关闭阴道壁。

（二）经腹腔镜骶棘韧带悬吊术

麻醉方式采用气管插管全身麻醉。患者取膀胱截石位、头低臀高位。留置导尿管，安放举宫器（如有子宫）。

1. 建立气腹，压力设定为 15 mmHg。置镜穿刺口选择脐部，左下腹 2 个 5 mm 穿刺口，右下腹 1 个 5 mm 穿刺口。

2. 膀胱内充盈 200～300 ml 无菌生理盐水，辨清膀胱上缘。在膀胱上缘上 3 cm 处打开腹膜，两侧腹膜打开要足够，以利于暴露。

3. 排空膀胱，充分游离膀胱旁间隙，暴露耻骨后间隙（Retzius 间隙），即先暴露耻骨联合后继续向下钝性分离耻骨后筋膜，暴露双侧耻骨支内面、闭孔内肌筋膜及盆筋膜腱弓，继续向背侧分离，直至坐骨棘。

4. 钝性分离坐骨棘旁疏松组织，暴露骶棘韧带。

5. 术者左手深入阴道，抬高侧穹窿或阴道顶端。用不可吸收缝线缝合阴道顶端（要警惕勿穿透阴道黏膜）。如保留子宫，缝线穿过子宫骶韧带宫颈附着处。牵引骶棘韧带，继续将不可吸收线缝合骶棘韧带内 2.5 cm 处，打结，将阴道顶端或宫颈固定于骶棘韧带上（图 8-5）。

6. 可吸收线缝合关闭前腹壁腹膜。

五、手术并发症

常见并发症包括术后疼痛、出血或血肿、神经损伤、直肠损伤等。另外，术后可能新发压力性尿失禁、膀胱膨出等问题。

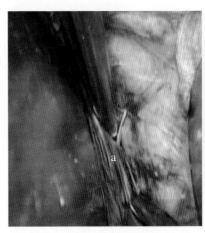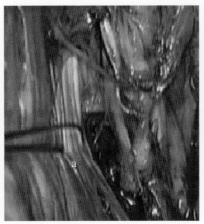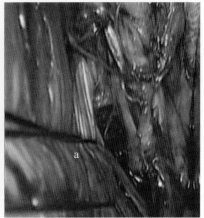

图 8-4　暴露及缝合右侧骶棘韧带。a：骶棘韧带。图片由台湾高雄长庚医院黄宽慧教授提供

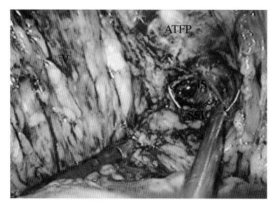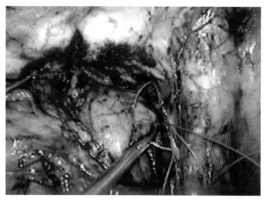

图 8-5　腹腔镜下缝合骶棘韧带（右侧）及阴道顶端（右侧）。ATFP：盆筋膜腱弓；IS：坐骨棘；SSL：骶棘韧带；V：阴道；B：膀胱。图片来源见文献 5

（一）神经损伤及术后外阴、臀部疼痛

文献报道神经损伤的发生率为 7.4%（0～36%）[2]。如前文所述，骶棘韧带周围穿行的神经自坐骨棘向内依次为阴部神经、直肠下神经丛、肛提肌神经。最外侧的肛提肌神经距坐骨棘平均2.5 cm。此外，坐骨神经、阴部神经也紧邻骶棘韧带。图 8-6[6] 显示盆部神经分布情况，阴部神经穿过坐骨小孔至坐骨直肠窝，阴部神经位于骶棘韧

带后方。坐骨神经位于骶棘韧带外侧，经梨状肌下孔出骨盆到臀部。综上所述，骶棘韧带无神经分布的区域仅在骶棘韧带骶骨内侧的1/3 处。因此，建议悬吊缝合部位距离坐骨棘 2.5 cm 以上，以避免神经损伤。

除了进针距坐骨棘的距离外，还应注意进针的上下位置及深度。这是由于骶棘韧带具有一定的宽度和厚度。研究显示：第 3 与第 4 骶神经紧邻或基本位于骶棘韧带上缘，距坐骨棘 2～2.5 cm 水平向外走行，第 3、第 4 骶神经与骶棘韧带上缘间的间距平均为 1.9 mm。第 2 至第 4 骶神经混合后组成阴部神经，在坐骨棘内侧自内上向外下斜行跨越骶棘韧带后方进入坐骨小孔。距坐骨棘 2.5 cm 处骶棘韧带的宽度为（12.0±2.1）mm，厚度为 1.5～2 mm。因此，建议进针点除了距离坐骨棘 2.5 cm 以外，还应在骶棘韧带下 1/2 进针，且深度不易过深[7, 8]。如果缝合部位超出了这个范围且过深，就容易造成神经损伤，引起术后疼痛。

SSLF 术后慢性疼痛发生率约 2%。臀部和外阴持续疼痛主要由于神经损伤或局部神经卡压综合征[9] 所致。骶棘韧带表面的小神经损伤引发术侧臀部、肛门、外阴中重度疼痛的发生率为10%～15%，轻者 6 周可自愈[5]。

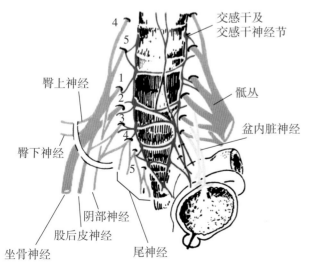

图8-6　盆部神经分布情况。图片来源参考文献6

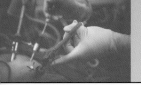

（二）出血

SSLF 术后出血、血肿的发生率为 2.3%[10]。由于尾骨肌上方、坐骨棘侧方有臀下血管、髂内静脉丛及阴部血管、直肠旁血管，因此，不要过度分离骶棘韧带上方，缝合时针尖向下，缝合不宜过深，缝合骶棘韧带下部。

如有出血，尽量压迫或栓塞止血，必要时经腹结扎髂内动脉。朱兰等[11]回顾了 40 例子宫脱垂行阴式子宫切除 +SSLF，1 例患者出现了右侧直肠旁血肿，直径约 5 cm，1 个月后自然吸收。

（三）直肠损伤

SSLF 术后直肠损伤的发生率约为 1.1%（0～2%）[10]。在手术过程中，于直肠侧间隙注水后再分离，层次会更清楚，并且不易出血。见直肠外黄色脂肪时，将直肠推向对侧。术中手指置于直肠，术中一旦发生直肠损伤，及时修补。术后酌情禁食，必要时外科协同治疗。

（四）泌尿系统并发症

SSLF 术后泌尿系统并发症主要为压力性尿失禁、尿潴留、泌尿系统感染等。尿失禁发生率约为 2.9%，可能是由于手术固定阴道顶端后过度牵拉改变了膀胱颈角度。尿潴留发生率为 13.4%（0～75%），泌尿系统感染发生率为 8.8%（4%～21%）[10]。阴道膨出后，阴道及远端尿道的解剖位置改变，SSLF 也可改变阴道顶端的解剖位置，导致部分或全部输尿管梗阻。Toni 等[12]报道 1 例既往有脱垂重建手术史，复发后行 SSLF。因 SSLF 术后血清肌酐值上升，行逆行肾盂造影发现输尿管梗阻，后拆除缝线，解除梗阻。因此，对脱垂复发二次手术患者行 SSLF 需谨慎。

（五）其他少见并发症

其他少见并发症如大便失禁、阴道断端感染（约 5.6%）[2]、会阴疝、坐骨直肠窝脓肿等。朱兰等[11]回顾了 40 例子宫脱垂行阴式子宫切除 +SSLF，3 例患者术后出现不规则阴道出血，检查发现阴道内不可吸收缝线暴露，予剪除，POP-Q 分期仍正常。

六、术后脱垂复发、新发问题

阴道顶端脱垂复发率为 5.3%（0～14%），前壁膨出复发率约 18.3%（0～42%），后壁膨出复发率约 2.4%（0～1%）[2]。复发可能是因为原有的组织薄弱、阴道过度的分离以及手术导致解剖的变异。

2009 年，Chen[7]等对 2001 — 2007 年行 SSLF 治疗子宫或阴道穹窿脱垂 II 度以上且有症状的 168 例患者进行前瞻性队列研究，在手术结束即刻、术后 1 周、1～3 个月、6 个月、9 个月、1 年进行随访，平均随访时间 18 个月，手术失败率为 16.1%，膀胱膨出的复发率为 3.6%。多因素 logistic 回归分析表明，术后 C 或 D 点按 POP-Q 分期法为 I 度脱垂是脱垂复发的重要危险因素。

SSLF 术后易发生前壁膨出。Aigmueller 等[8]总结了 1990 — 2003 年 99 例行单侧 SSLF 的患者，术后随访 2～15 年。随访时进行盆腔检查的 55 例患者中，29% 发生阴道前壁膨出复发，其中 16% 的患者有脱垂的临床症状。从解剖学角度分析，坐骨棘位于盆腔的后半区，SSLF 术后阴道位于肛提肌板上的水平轴向位，前盆腔可能被牵至盆腔中央，承受压力增加，使得术后易复发或新发阴道前壁膨出。建议单独行 SSLF 前应仔细评估患者是否同时存在阴道前壁膨出。如同时存在，需要采用联合修复术式。2011 年，Lo 和 Ashok[15]对此方面进行了报道，采用前盆腔网片修补术 + 中盆腔 SSLF+ 后盆腔筋膜缝合修补术的联合方案治疗 POP-Q Ⅲ ～ Ⅳ度患者 128 例，平均随访 30 个月，客观治愈率 92%，主观治愈率 93%，无复发或新发阴道穹窿脱垂和阴道前壁膨出。这样的联合术式可以获得盆底的解剖学重建，盆底器官功能恢复良好，该术式安全、有效。

Michael Halaska[10] 对 168 例子宫切除术后穹窿脱垂患者进行随机分组，其中 83 例行 SSLF，85 例行网片添加术。SSLF 组术后 1 年复发率为 39.4%，其中以前壁复发为主（16/28，57.1%）；而网片添加组虽然复发率低，为 16.9%（P=0.003），但网片侵蚀暴露率为 20.8%；在生活质量评分、新发压力性尿失禁及膀胱过度活动方面，两组均未显示有明显差异。

SSLF 与子宫骶韧带悬吊术（ULS）均为针对中盆腔缺陷的术式。Matthew 等[11] 对 374 例患者进行了两种术式的随机对照研究，SSLF 组 186 例，ULS 组 188 例。两组手术成功率、严重不良事件率无明显差异，术后 6 个月的排尿症状评分、术后 2 年的脱垂症状评分及解剖情况也均无显著差异。

七、新技术、新器械

因骶棘韧带局部血管、神经丰富，故 SSLF 的主要难点在于暴露及缝合。随着新技术、新器械的出现，使得 SSLF 更易于施行，也降低了手术风险。

常用的器械有 Deschamps 缝合器、Miya 钩、Shutt 穿孔缝合器、Autosuture Endostitc 缝合器、Laurus 针牵引器等。2007 年，Aksakal 等[18] 对 SSLF 深部缝合专用新器械（新器械组）与特制的长板拉钩、带线缝合器（Deschamps 组）的临床效果进行了比较。将 57 例患者随机分为两组，Deschamps 组 30 例，新器械组 27 例。研究结果表明，Deschamps 组在骶棘韧带上缝合两根缝线的时间为（795±191）s，新器械组为（49±14）s，两组比较差异有统计学意义（P<0.01），但两组术中均无血管损伤，出血量比较也无差异。

Leone 等[12] 对 86 例患者行 SSLF，术中分别使用 Capio 缝合器（Capio 组）和传统缝合技术（对照组）进行手术。结果显示：总手术时间 Capio 组（72±24）min，对照组（106±32）min，两组比较差异有统计学意义（P<0.01），使用 Capio 缝合器可以缩短 32% 的手术时间；术中出血量 Capio 组（98±40）ml，对照组（160±82）ml，两组比较差异有统计学意义（P<0.01）；两组手术并发症发生情况无差异。因此认为，SSLF 中使用 Capio 缝合器较传统缝合技术更具优势。Capio 缝合器示意图如图 8-7 所示。

Pinnacle™ 器械（Boston Scientific™）[9]（图 8-8）是主要针对阴道前壁阴道旁间隙路径手术设

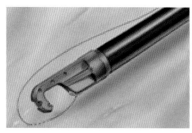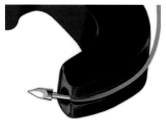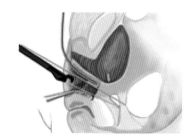

图8-7　Capio缝合器（图片由波士顿科学医疗器械公司授权提供）

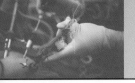

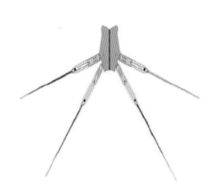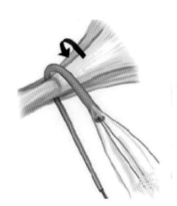

图8-8　Pinnacle™ 器械（图片由波士顿科学医疗器械公司授权提供）

计的手术器械。它包括 1 个 Capio™ 缝合器和 1
个四臂的聚丙烯网片。2 个侧臂固定于盆筋膜腱弓
（ATFP），2 个后臂固定于骶棘韧带。

腹腔镜阴道旁修补＋骶棘韧带固定术手术录
像，请扫描二维码观看

经阴道骶棘韧带固定术手术录像，请扫描二
维码观看

（王一婷　黄宽慧）

参考文献

[1]　韩劲松. 骶棘韧带固定术治疗子宫及阴道穹窿脱垂.中
华妇产科杂志，2013，48（9）:714-715.

[2]　Ling-Hong Tseng. Modern role of sacrospinous ligament
fixation for pelvic organ prolapse surgery-A systemic
review、Taiwanese Journal of Obstetrics & Gynecology,
2013, 52 :311-317.

[3]　Beera M, Kuhnb. A Surgical techniques for vault prolapse:
a review of the literature. Eur J Obstet Gynecol Reprod
Biol, 2005, 119: 144-155.

[4]　Lazarou G, Grigorescu BA, Olson TR, et a1. Anatomic
variations of the pelvic floor nerves adjacent to the
sacrospinous ligament：a female cadaver study. Int
Urogynecol J Pelvic Floor Dysfunct, 2008，19：649-654.

[5]　Wang Y, Wang D, Li Y, et a1. Laparoscopic sacrospinous
ligament fixation for uterovaginal prolapse: experience
with 93 cases. Int Urogynecol J Pelvic Floor Dysfunct,
2011, 22: 83-89.

[6]　沈阳医学院. 人体解剖图谱. 上海：上海人民出版社，
1973.

[7]　张庆霞，朱兰. 盆底障碍性疾病的临床解剖及生物力学
研究.博士研究生学位论文. 2005年,北京协和医学院.

[8]　王文艳 朱兰 女性盆底功能障碍性疾病全盆底重建手术
的解剖学、影像学及临床治疗研究博士研究生学位论
文. 2009年,北京协和医学院

[9]　Mélanie Cayrac, Vincent Letouzey. Anterior sacrospinous
ligament fixation associated with paravaginal repair using
the Pinnacle™ device: an anatomical study. Int Urogynecol
J, 2012, 23:335–340.

[10]　Toh VV, Bogne V. Management of recurrent vault
prolapse.Int Urogynecol J, 2012, 23:29-34.

[11]　PENG Ping, ZHU Lan. Unilateral sacrospinous ligament
fixation for treatment of genital prolapse. Chinese Medical
Journal, 2010, 123(15):1995-1998.

[12]　Sylvester T, Bond V, Johnson HW Jr, et al.Radiologic

Images of Retrograde Ureterography Before and After Release of Bilateral Sacrospinous Ligament Fixation Sutures. Female Pelvic Med Reconstr Surg, 2012, 18(3):168-169.

[13] Chen HY, Chiu TH, Ho M, et al. Analysis of risk factors associated with surgical failure of sacrospinous suspension for uterine or vaginal vault prolapse. Int Urogynecol J Pelvic Floor Dysfunct, 2009, 20: 387-391.

[14] Aigmueller T, Riss P, Dungl A, et al. Long-term follow-up after vaginal sacrospinous fixation: patient satisfaction, anatomical results and quality of life. Int Urogynecol J Pelvic Floor Dysfunct, 2008, 19: 965-969.

[15] Lo TS, Ashok K. Combined anterior trans-obturator mesh and sacrospinous ligament fixation in women with severe prolapse:a case series of 30 months follow-up. Int Urogynecol J Pelvic Floor Dysfunct, 2011, 22: 299-306.

[16] Michael Halaska, Katerina Maxova. A multicenter, randomized, prospective, controlled study comparing sacrospinous fixation and transvaginal mesh in the treatment of posthysterectomy. Am J Obstet Gynecol, 2012, 207: e1-7.

[17] Barber MD, Brubaker L, Burgio KL, et al. Comparison of 2 transvaginal surgical approaches and perioperative behavioral therapy for apical vaginal prolapse: The OPTIMAL randomized trial. JAMA, 2014, 311(10):1023-1034.

[18] Aksakal OS, Ozyer SS, Gungor T, et al. Comparison of a new technique with Deschamps ligature carrier for sacrospinous ligament fixation. Arch Gynecol Obstet, 2007, 276: 591-594.

[19] Leone RMU, Alessandri F, Remorgida V, et al. Vaginal sacrospinous colpopexy using the Capio suture—capturing device versus traditional technique: feasibility and outcome. Arch Gynecol Obstet, 2013, 287: 267-274.

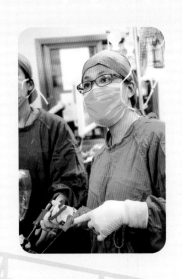

第九章

子宫／阴道骶前固定术

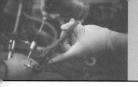

骶前固定术（sacrocolpopexy）是指经腹或腹腔镜将子宫或阴道顶端通过移植物悬吊于骶骨前纵韧带上，以纠正中盆腔缺陷为主的术式。目前被认为是治疗阴道顶端脱垂最有效的术式。

1950 年，Shuguier 和 Scali[1] 首次报道了经腹骶前固定术，至今仍被认为是治疗阴道顶端脱垂的金标准术式。研究证明其效果优于骶棘韧带固定术，成功率可达 74%~98%，13 年成功率为 74%[2,3]。对 11 项回顾性研究的 meta 分析[4] 显示，在共 1197 例患者中，其客观治愈率及主观治愈率分别高达 92% 和 94.4%。

根据手术路径的不同，骶前固定术可以经腹、经腹腔镜或机器人腹腔镜完成。2013 年的一篇 meta 分析[4] 表明，相对于经阴道盆底重建手术，经腹阴道骶骨固定术的复发率和性功能障碍发生率低，能较好地恢复阴道轴向和保持阴道长度，但是手术时间长、术后恢复时间长、费用高。经腹腔镜骶前固定术最早于 1991 年报道[2]，经腹腔镜与经腹路径相比具有创伤小、治疗效果相当的特点。随着腹腔镜手术器械、设备的不断改良，手

术操作技术不断提高，经腹腔镜骶前固定术应用逐渐增多。

一、相关解剖

（一）骶前区

前界为直肠后壁及其筋膜，前外侧为直肠侧韧带，后界是骶前筋膜、骶骨和尾骨，下界为盆隔上筋膜，上界在骶骨岬前，向上与腹膜后间隙相延续[6]。

1. 骶骨解剖

骶骨是人体的 5 块骶椎合成的一块骨。上与第 5 腰椎相连，下与尾骨相连，呈倒三角形。前面凹陷，上缘向前隆突称岬，两端有 4 对骶前孔。背面粗糙隆凸，正中部为骶正中嵴，中间部为骶中间嵴，此嵴外侧有 4 对骶后孔，孔外侧部有骶外侧嵴。骶前后孔与骶管相通，有骶神经前、后支通过。骶管下端的裂孔为骶管裂孔，两侧向下突出为骶角（图 9-1）。

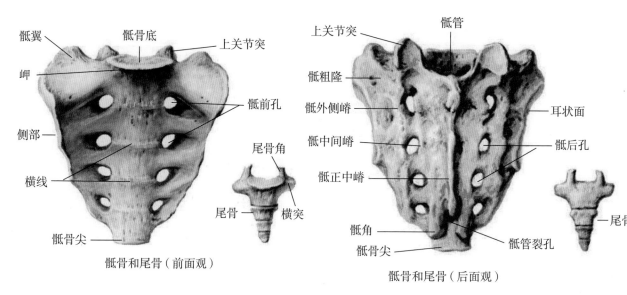

骶翼　骶骨底　上关节突　　骶前孔　尾骨角　横突　尾骨　岬　侧部　横线　骶骨尖

骶骨和尾骨（前面观）

上关节突　骶管　骶粗隆　骶外侧嵴　骶中间嵴　骶正中嵴　耳状面　骶后孔　尾骨　骶角　骶骨尖　骶管裂孔

骶骨和尾骨（后面观）

图 9-1　骶骨解剖示意图

2．骶前神经分布

（1）上腹下丛及腹下神经：上腹下丛位于腹主动脉下段表面和由左、右髂总动脉及骶骨岬围成的髂间三角内。上腹下丛在跨过骶骨岬后移行成左、右腹下神经时，贴近骶骨岬前表面，腹下神经呈"Λ"形，紧贴在骶前筋膜之前由中线向两侧下行，大约在第3骶椎水平由直肠系膜后面转向侧面，汇入下腹下丛上角，即盆丛上角[1]。

（2）骶交感干：由腰交感干延续而来，紧贴骶骨盆面下行，位于骶前孔内侧，外侧紧邻骶外侧静脉和从骶前孔出来的脊支静脉。左、右骶交感干在第1骶前孔水平与中线的距离分别是（18.8±1.6）mm和（17.8±3.4）mm，在第2骶前孔水平分别是（15.8±4.1）mm和（14.1±2.9）mm[1]。

3．骶前血管分布

（1）骶正中血管：骶正中动脉在腹主动脉后壁发出，于第4~5腰椎体的前面进入骨盆，沿骶骨盆面下降至尾骨尖。骶正中动脉在骶骨岬、第1骶前孔和第2骶前孔这三个水平上与中线的平均距离分别是7.0 mm（0~12.0 mm）、6.5 mm（0~10.0 mm）和5.0 mm（0~7.0 mm）[1]。骶正中动脉走行存在个体差异。局部解剖研究显示：在骶骨岬水平，骶正中血管43.75%位于骶骨岬中点，37.50%位于中点偏左，仅18.75%位于中点偏右。在骶骨盆面，12.50%的骶正中血管行走于骶骨中线，31.25%行走于中线偏左，56.25%行走于中线偏右[6]。

骶正中静脉的走行则分两型：尸体解剖研究显示5（5/10）具标本的骶正中静脉是2支型，于骶正中动脉两侧伴行，汇入左髂总静脉或左、右髂总静脉；4（4/10）具标本是1支型，于骶正中动脉的一侧上行，汇入左髂总静脉的骶正中静脉与沿途相邻横静脉支相互汇合成网状；1具标本的骶正中静脉存在较大变异而未纳入测量[1]。

（2）骶前横静脉：每个骶椎体的表面通常有1支横行的骶前横静脉支，骶前横静脉支连接着两侧的骶外侧血管（或直接是髂内静脉）与中线附近的骶正中血管，呈"楼梯"状（stair-like）。位于第1骶椎体表面的称为S1横静脉支，依次类推。S1横静脉支横行于该骶椎体中上1/3处前纵韧带的表面，紧邻骶骨岬下缘，较细，且有较多的小属支；S2、S3、S4横静脉支分别横行于相应骶椎体上1/3或上1/2的表面。骶外侧静脉在骶前孔内侧缘、骶交感干的外侧，多为2支型，由骶前孔外出的脊支静脉汇成，并通过骶前横静脉支与骶正中静脉相吻合，斜向上方汇入髂内静脉[1]。

骶正中静脉、骶前横静脉及骶外侧静脉见图9-2。

4．骶前韧带

骶骨岬附近的前纵韧带主要就是骶骨岬上缘L5、S1椎间盘前方的前纵韧带。在这个水平，椎间盘随着骶骨岬有个较明显的前凸，前纵韧带容易暴露和缝合，而且它与椎间盘的纤维环相融合，

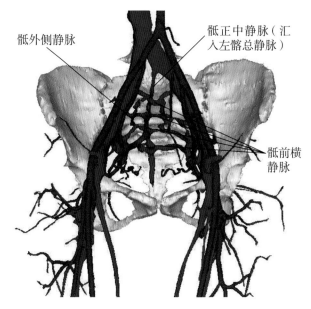

图9-2　骶前血管分布（图片由南方医科大学陈春林教授提供）

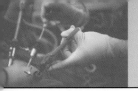

此处的韧带抗拉力也最大。

二、适应证

1. 以中盆腔缺陷为主的盆腔器官脱垂：POP-Q 分期在Ⅲ度及以上者，特别适用于年龄相对较轻、性生活活跃的患者。

2. 有症状的阴道穹窿脱垂（≥POP-Q Ⅱ度）患者。

3. 盆腔器官脱垂术后阴道顶端脱垂复发（有症状，≥POP-Q Ⅱ度）的患者。

4. 以中盆腔脱垂为主伴有阴道前后壁膨出的患者。

三、禁忌证

1. 严重心、肺功能不全，严重肝、肾功能不全等内科合并症不能耐受手术。

2. 凝血功能障碍。

3. 有生育要求。

4. 盆腔及阴道炎症急性发病期。

5. 粘连重的阴道溃疡。

6. 多次盆腹部手术史和严重盆腹腔粘连。

7. 保留子宫的患者应除外子宫颈和子宫内膜病变。

8. 过度肥胖、年龄大等为腹腔镜路径手术的相对禁忌证。

9. 全身结缔组织病。

四、手术步骤（以腹腔镜为例）

1. 患者全身麻醉后，取膀胱截石位，阴道放置阴道拉钩（图 9-3），暴露阴道顶端。

2. 充分游离膀胱阴道间隙。打开膀胱与阴道

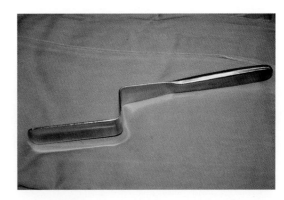

图 9-3　阴道拉钩

前壁间隙，游离膀胱阴道间隙至膀胱尿道的连接处（Foley 尿管球囊下缘）。

3. 充分游离阴道直肠间隙。打开直肠与阴道后壁间隙至后联合上 1 cm（图 9-4）。

4. 游离暴露骶前缝合区域。打开骶骨岬前方及下方腹膜，分离腹膜后间隙。此处可以考虑将乙状结肠肠脂垂或侧腹膜向左侧缝合牵拉固定于左前腹壁，以方便暴露骶前区域（图 9-5）。需确定右侧输尿管走行及右侧髂内血管的解剖位置。暴露骶前区第 1 椎体面上的骶正中血管，判断缝合固

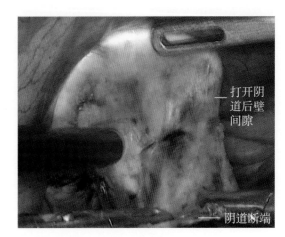

打开阴道后壁间隙

阴道断端

图 9-4　打开直肠与阴道后壁间隙

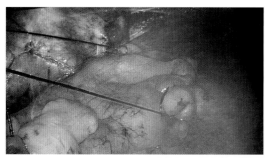

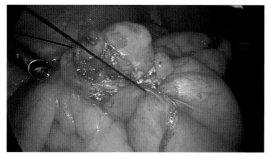

图 9-5 缝线牵拉乙状结肠肠脂垂利于骶前区域暴露

穿行的潜行间隙。

6. 剪裁网片头端。测量阴道前后壁间隙长度，剪裁 Y 形网片头端的前后叶（图 9-7）。

7. 阴道前、后间隙放置网片，缝合固定（图 9-8）。将 Y 形网片头端的前、后叶网片分别放入阴道前、后壁间隙，0/2 薇乔线间断缝合网片于阴道前、后壁纤维肌层上，注意不要穿透阴道黏膜。

8. 牵拉网片尾端至骶前区域。将网片尾端经右侧腹膜后潜行间隙拉到游离出的骶骨前方，调整网片至无张力，并使阴道顶端 C 点能达到 −6 cm 以上。

9. 网片缝合固定于骶前前纵韧带上（图 9-9）。

定网片的相对安全区域。

5. 游离自阴道顶端至骶前网片穿行的腹膜后间隙（图 9-6）。无须将全部侧腹膜打开，只需自骶前区域，在右侧后腹膜下潜行钝性分离腹膜后间隙至阴道穹窿处，获得网片自阴道顶端至骶前

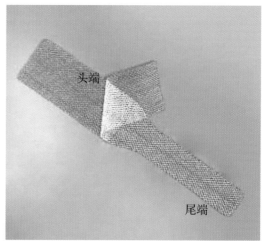

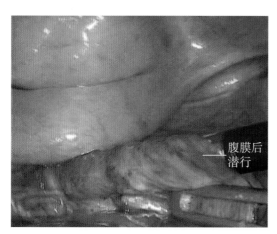

图 9-6 在后腹膜间隙潜行，获得网片自阴道顶端至骶前穿行的潜行间隙

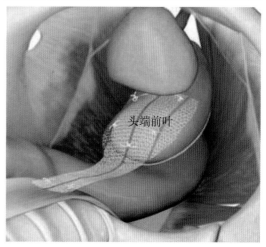

图 9-7 Y 形补片

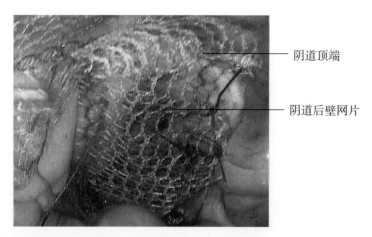

——阴道顶端

——阴道后壁网片

图9-8　阴道前、后间隙内放置Y形网片头端的前、后叶并固定

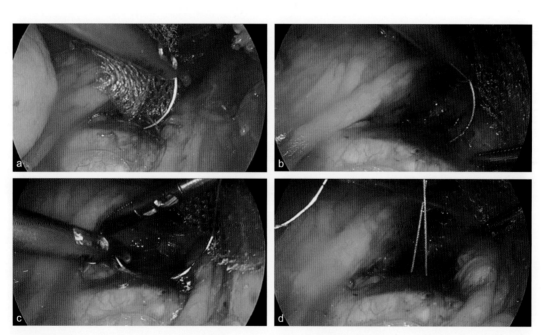

图9-9　网片缝合并固定于骶前过程。a~c.为骶前进针过程，缝合第一骶骨前纵韧带；d.应用不可吸收缝线，缝合后向上提拉感受缝合组织承受力

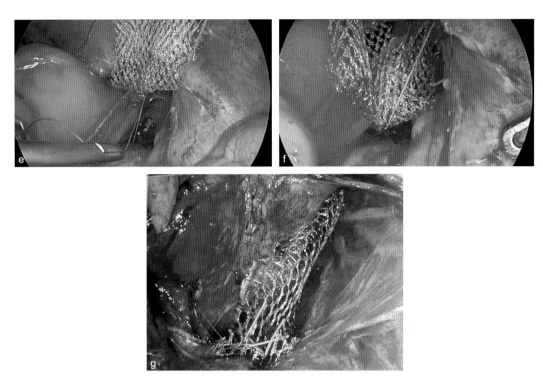

图9-9（续）　网片缝合并固定于骶前过程。e、f.将丫形网片尾端固定于骶骨前；g.缝合完成后

探清骶前血管、神经走行，0/2爱惜邦不可吸收线缝合网片尾端，并将其固定于第1骶骨前纵韧带上，共2针，注意网片悬吊固定后阴道没有过多张力，C点达−6 cm以上[8]。剪去多余网片。

10. 关闭骶前、侧后腹膜及阴道断端处腹膜，避免网片侵蚀和暴露（图9-10）。绝经后阴道黏膜薄者建议术后开始局部使用雌激素制剂。

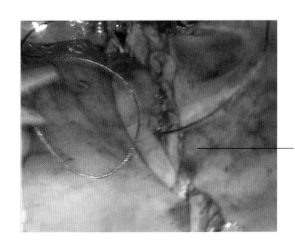

———— 关闭骶前腹膜

图9-10　关闭后腹膜

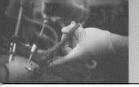

五、手术技术的革新和尝试

（一）机器人手术

2005 年，美国 FDA 批准了机器人手术应用于妇科领域，手术野清晰度及器械的稳定性均明显提高。Nibal[9]等对同一中心 40 例经腹腔镜骶前固定术和 40 例经机器人骶前固定术进行了回顾性研究，结果显示：两者术中出血分别为（206±107）ml 和（48±55）ml，有显著性差异（$P < 0.0001$）；平均手术时间分别为 176 min（110~380 min）和 186 min（105~345 min），P=0.34；住院时间分别为（3.8±1）天和（2.4±1）天，有显著性差异（$P < 0.0001$）。术后并发症两组均较少，无明显差异。因此，机器人手术可以明显减少术中出血，但其费用高、学习曲线较长。

（二）单孔腹腔镜骶前固定术

单孔腹腔镜有很多技术上的挑战，如器械间失去了原来的角度、互相干扰等。至 2011 年，文献报道的单孔腹腔镜下骶前固定术约十余例。Andre[10] 报道的单孔腹腔镜骶前固定术使用一只手套在脐部固定 3 个 trocar，结果显示：该种单孔腹腔镜骶前固定术的手术时间为 2.5 h，出血小于 100 ml，术后住院时间 18 h，抗生素应用 7 天。

（三）开腹腹膜外骶前固定术（extraperi-toneal sacrocopopexy, ESCP）

Fikret[11] 等报道了 23 例患者行 ESCP，平均手术时间（86±20）min，随访 20 个月，客观和主观治愈率分别为 91.3% 和 86.9%；此术式有利于避免术后早期和远期的胃肠道并发症，如术后肠梗阻、小肠并发症等。术中取下腹横切口，分开腹直肌，辨认脐尿管，分离膀胱与阴道顶或宫颈之间的间隙。然后继续向右侧后方分离直至暴露右侧髂总血管，辨认骶骨岬，寻找骶前固定部位，最重要的是辨认右侧输尿管，以防固定的网片压迫输尿管。

（四）骨锚钉固定后缝合

有报道[12]为了减少骶前分离创面，降低骶前血管、神经损伤，有 49 例患者在骶前固定术中使用骨锚钉固定，固定位置为 S2~S4。但骨锚钉固定较浅，术后有脱落风险。因此，作者在骨锚钉固定同时应用不可吸收线再补充缝合 2 针。客观治愈率为 98%，主观治愈率为 79%，术后无新发疼痛。

六、手术并发症及处理

（一）术中并发症

Nygaard[13] 分析显示术中并发症主要包括出血及输血（0.18%~16.9%）、膀胱损伤（0.4%~15.8%）、输尿管损伤（0.8%~1.9%）和肠管损伤（0.4%~2.5%）。

1. 出血

在分离骶骨岬时损伤骶前静脉丛是骶前大出血的主要原因之一。骶前孔处的骶外侧静脉及脊支静脉附近是最危险的区域。骶外侧静脉向后通过其脊支静脉与椎内静脉丛相交通。因此，骶前血管损伤后可能缩回到骶骨内止血困难。另外，骶外侧静脉或骶前横静脉支的损伤出血均来自椎静脉系统，椎静脉系统无静脉瓣膜，所以一旦损伤，出血量可能很大。

20 世纪 70 年代，骶前固定的位置多位于 S3~S4，主要目的是使阴道接近自然的轴位，但此处可分离及缝合空间小，易造成骶前血管尤其是骶前孔处的骶外侧静脉及脊支静脉的损伤。因出血量较大，后来逐步改为固定在 S1~S2，此处骶前孔间间隙相对较宽，损伤概率减少。

骶前分离过程中要轻柔仔细，应避免撕裂骶前静脉。如腹腔镜或机器人手术骶前出血，可以增加腹压至 20 cmH$_2$O，以减缓血流。如无法直接电凝，可能需要用不锈钢钉、骨蜡等止血[14]。

2. 膀胱、输尿管损伤

膀胱损伤多发生于膀胱阴道间隙的分离过程中。如果出现膀胱损伤，应用可吸收缝线缝合两层，留置大号尿管。如术中未及时发现，术后可能出现发热、尿性腹水、尿性囊肿等。

输尿管损伤主要发生在分离过程中及后穹窿成形术时，术后可以行膀胱镜检查以确诊[14]。

3. 肠管损伤

多发生于阴道直肠间隙的分离过程中。术中如肠管损伤，有粪便污染，则不应再放置网片。术前应该做好充分的肠道准备。如术中未发现，术后 1 ～ 2 天后才出现不典型腹膜炎体征。

4. 神经损伤

骶前固定术中损伤骶前自主神经风险较高。在骶骨岬及其下方，可见上腹下丛分成两侧腹下神经在骶骨前走行。由于在手术野中很难辨别神经组织，因此，在骶前固定术中容易损伤，导致术后排便、排尿、性功能异常[15]。

为减少神经损伤的并发症发生，在骶前固定术中解剖分离腹膜外脂肪暴露前纵韧带时，应注意保护上腹下丛和腹下神经，不能过度牵拉乙状结肠系膜，应钝性分离腹膜后疏松结缔组织，找到下腹下丛及腹下神经，向一侧或两侧轻柔地拉开或挡开，再暴露后方骶骨表面的前纵韧带。

（二）术后并发症

1. 网片暴露、侵蚀

骶前固定术网片暴露、侵蚀的发生率为 1% ～ 8%[12]。

网片的阴道侵蚀是最常见的，主要症状为持续性疼痛、分泌物增多，偶有性交痛。有研究显示发生阴道网片侵蚀的时间在术后 4 ～ 24 个月，经腹手术网片侵蚀时间平均为 15.6 个月，经腹辅助阴式骶骨固定术网片侵蚀时间平均为 12.4 个月，经阴道缝合网片组平均为 9.0 个月，而经阴道放置网片组平均为 4.1 个月[14]。与经阴道放置网片相比，经腹放置网片有更少的网片相关并发症。但是，经腹手术麻醉时间更长，易发生肠管损伤、血管损伤、腹腔粘连，花费更多。Amitabha[17] 曾报道 1 例术后 12 年发生网片侵蚀后行手术全部取出，包括骶前固定的那一段网片。

当网片侵蚀膀胱时，可能出现血尿、尿路刺激症状、反复泌尿系统感染或膀胱结石等。分离过程中尽量保持膀胱壁厚度，避免损伤膀胱。网片侵蚀肠管较罕见，仅有个案报道，形成直肠阴道瘘[14]。

网片侵蚀的高危因素包括阴道萎缩、炎症反应、细菌感染等。是否同时切除子宫和（或）进行阴道前壁修补、雌激素水平、吸烟、年龄以及使用网片的类型等因素可能与网片侵蚀有关。吸烟可能增加网片的侵蚀，可能由于微血管痉挛，局部缺氧，不利于伤口愈合[14]。术中同时切除子宫与网片侵蚀的关系尚有争议，有报道显示同时切除子宫网片的侵蚀率为 14% ～ 23%，而既往切除子宫的侵蚀率为 4% ～ 5%。发生侵蚀的部位常常在阴道断端，可能与阴道开放增加感染率有关。但也有报道显示无统计学差异（ 6.9%vs.4.7%，P=0.42 ）[14, 18]。Aqsa 等[19] 对比了腹腔镜手术与开腹手术，当术中同时行子宫切除，网片相关并发症在腹腔镜组明显增加（5.4% vs.0%，P=0.026），均有统计学差异。这可能与腹腔镜下分离难度增加有关，尤其是阴道前壁，根据手术需要，一般分离较广泛。网片的材料不同，其发生侵蚀率也不同，如聚丙烯网片为 0.5%，而聚乙烯网片达 3.1%。Ⅰ型网片网孔较大，巨噬细胞可以通过大孔。如发生侵蚀，给予抗生素治疗或者局部修补覆盖网片即可，必要时可以去除不必要的网

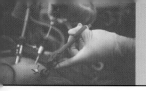

片；Ⅲ型网片多是纤维大孔，如发生侵蚀，可以部分去除后再闭合阴道黏膜；而Ⅱ型网片网片孔较小，如发生侵蚀，必须全部去除，因为小孔有利于细菌生长，局部免疫力下降。因此，对于小的Ⅰ型和Ⅲ型网片的侵蚀（＜1cm），可以保守治疗，局部应用雌激素，保守治疗失败可考虑局部切除网片。在网片和阴道黏膜间覆盖胶原成分，可能减少暴露。同样，覆盖生物合成材料也可能有利于减少这些并发症发生[16]。

2. 术后胃肠道并发症

研究显示 5.9% 的骶前固定术患者有胃肠道并发症，术后肠梗阻最常见，发生率为 1.1%～9.3%，因肠梗阻再手术率为 0.6%～8.6%[14]。其中，经腹腔镜骶前固定术术后发生肠梗阻比例最高可达11%。Ganatra[2] 总结了 1197 例经腹腔镜骶前固定术后的患者，因为肠道损伤早期再手术率约 1.6%。既往腹部手术史是术后肠梗阻的高危因素，可能与粘连形成有关。

此外，术后还可能出现排便梗阻症状。Catharina[13] 等报道了阴道顶端脱垂骶前固定术后尿失禁及肠道功能异常的情况，对比观察了 78 例骶前固定术患者与 233 例子宫切除未行骶前固定术的患者。采用肠功能问卷及柯里夫兰临床尿失禁评分（Cleveland Clinic Incontinence Score，CCIS）进行问卷调查，结果显示两组患者术后（平均 13.7年）在直肠排空困难、大便排不尽感、手指辅助直肠排空、使用灌肠剂方面均有统计学差异，而CCIS 评分无统计学差异。因此，作者认为经腹骶前固定术与排便梗阻有关，但与大便失禁无关。可能的机制是：手术改变了直肠阴道压力轴，从而影响了肛门闭合的压力，同时阴道分离时远端神经的损伤影响了肛门括约肌复合体功能。

3. 术后尿失禁

术前无尿失禁或压力性尿失禁评估阴性的患者，术后可能出现新发的压力性尿失禁。Edgar 等[21] 研究显示，骶前固定术后新发尿失禁：开腹方式发生率为 45%，微创方式发生率为 15%；其余文献[22-23] 报道开腹的新发率为 1.9%～44%，腹腔镜新发率为 24%。因此，不同的手术路径对新发压力性尿失禁有影响。而术后 Aa 点位置高的患者术后发生尿失禁的比例更大，可能因为阴道前壁解剖复位后，尿道膀胱夹角变平，从而导致了新发尿失禁。Julie 等[24] 回顾了 55 例患者，术前评估无压力性尿失禁，术后随访最长 48 个月，54.5%的患者出现了压力性尿失禁症状，23.6% 诱发试验阳性，16.4% 行手术治疗；其中，术后尿失禁患者中，术前膀胱膨出Ⅲ～Ⅳ度患者占 78.2%。其统计结果显示，膀胱膨出Ⅲ～Ⅳ度及主观有压力性漏尿患者是术后新发压力性尿失禁的高危因素。

4. 术后性交痛

Natalia 等[25] 研究显示 8% 的患者术后 3～6 个月有性交痛和阴道疼痛，局部应用雌激素可以有所缓解。

5. 术后远期阴道断端裂开、小肠疝

有文献报道几例骶前固定术后，由于阴道断端裂开，出现小肠逐渐疝出阴道，导致肠梗阻、肠穿孔、感染中毒性休克，严重时可能需要行肠切除，甚至危及生命，发生率为 0.28%（回顾了3593 例患者）。高危因素包括直肠膨出、子宫切除、阴道萎缩、慢性便秘、性生活过早、创伤、吸烟、腹腔内化疗、放疗等因素。术中网片张力过大，如同时行 Burch 修补，可使阴道轴向前，增加阴道断端张力，导致不知不觉中阴道断端撕裂，因此强调要无张力。

阴道断端裂开一般发生于术后 5～6 个月，患者最初可能感觉阴道内有压力，检查时发现阴道小的黏膜薄弱或缺损，或网片侵蚀暴露，继续观察有病情加重可能，严重时可发生肠嵌顿。发现阴道黏膜薄弱后，何时手术修补以防止肠疝尚不能明确，有文献建议应用非合成材料修补阴道断端[26-27]。

6．术后骨髓炎、腰椎间盘炎

术后骨髓炎、腰椎间盘炎很少发生。Weidner[14]报道了2例腰骶骨骨髓炎，根据细菌培养药效结果，延长静脉抗生素的治疗，均好转。Rajamaheswari[15]报道了1例患者骶前固定术后8周出现了严重的腰背痛，限制了她的活动，MRI提示腰骶部椎间盘炎症，因而行手术取出全部网片后疼痛缓解。因为骶骨岬上缘为L5、S1的椎间盘，故手术中注意缝合位置不要过高。如缝合位置过高可能缝合到椎间盘，从而导致医源性椎间盘炎。

七、骶前固定术相关问题探讨

（一）骶骨固定术的安全区域

对于骶前固定的安全区域，不同的学者有不同的意见。

1．从血管方面考虑

Karen等[29]认为骶前固定区域为左髂总静脉、右髂内动脉和骶骨岬下方的S1横静脉支围成的较狭小的三角形区域里，其内还有粗细变化大、走行路径不确定的1支骶正中动脉和1～2支骶正中静脉。骶骨岬中点头侧及左侧最近的大血管均是左髂总静脉，最近仅有15 mm。右侧最近的是右髂内动脉、静脉，距离分别为（24.73 ± 4.93）mm和（27.95 ± 6.02）mm。第一横干静脉变异较大，横行于该骶椎体中上1/3处前纵韧带的表面，紧邻骶骨岬下缘。因此，应选择骶岬下方10 mm以外的区域进行操作，但不可超过40 mm[6]。由于在活体中大静脉血管充盈，骶骨岬中点与两侧血管的实际距离可能更小。因此，术中一定要触摸到骶骨岬后在骶骨岬的中点打开后腹膜，注意避免损伤左、右髂总静脉，直视下避开骶正中血管及S1横静脉支进行缝合。

2．从骶骨方面考虑

有学者研究[6]显示S1椎体高度最大，为（31.61 ± 3.92）mm；第1骶前孔间距最大为（33.95 ± 3.03）mm；骶正中血管与骶前孔的距离越靠近骶尾，越呈现缩小的趋势，因此S1椎体盆腔面为骶前固定缝合的最佳部位。为避免损伤第1骶前孔的血管、神经，要先辨清骶正中血管的位置，可沿着中线在骶骨岬下方3 cm左右找到骶正中血管，如骶正中血管居中或偏左时，则在其右侧15 mm区域内进行操作；如骶正中血管偏右侧，则在其左侧15 mm区域内进行操作。若该处血管变异大，可再往尾端走3 cm左右选择第2骶前孔水平，即第2、3椎体之间，此处需注意尽量勿伤到骶交感干及其外侧的骶外侧静脉[30]。

3．从韧带方面考虑

张晓薇等[6]研究了骶前纵韧带的生物力学情况，S1、S2、S3~ S5段厚度分别为（0.59 ± 0.12）mm、（0.37 ± 0.08）mm和（0.22 ± 0.04）mm，厚度渐小，最大载荷、应力及弹性模量均逐渐减小。因此，骶前纵韧带在S1处最厚，强度及刚度最大，作者认为S1的骶前纵韧带为阴道骶骨固定术最佳的缝合固定部位。

（二）复发

骶前固定术成功率在78%～100%，复发较少见。有学者建议如果出现复发，在原有的网片上再添加新的网片缝合至阴道断端，而不是去除原有网片，以减少膀胱、输尿管、肠管的损伤风险[14]。Haya等[31]对5例腹腔镜骶前悬吊术后复发的患者进行二次腹腔镜手术，第一步通过松解粘连保证正常的解剖结构；第二步打开从骶骨岬到阴道顶端的腹膜后间隙；第三步分离出膀胱阴道间隙和直肠阴道间隙，原有的网片保留在阴道壁上；第四步再次放置一个新的Y形网片。其中3例患者仅松解粘连的过程就超过了45 min。因为网片周围纤维化严重，再次分离间隙较困难。在二次手术探查时，5例患者均可见到网片，其中3例阴道前壁网片位

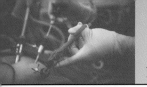

置延伸不足，2 例网片位于阴道的右侧，因此网片放置位置不足或者偏移可能造成术后复发。

（三）阴道前、后壁网片放置深度的探讨

阴道前、后壁网片放置的深度并没有统一的标准，需根据阴道前、后壁脱垂的程度来决定放置深度。我们介绍的手术中，网片放置深度前壁达膀胱颈水平，后壁达会阴体水平，也有的医生放置在阴道上 1/3。Sarlos[32] 认为深度放置网片是可行的，是可以标准化的。他报道了 101 例患者采用骶前固定术，术后 1 年、5 年结果显示该手术是安全的，且远期效果好。这是基于作者 12 年的经腹腔镜骶前固定术的经验积累。他建议腹膜分离层次要浅，以保护腹下神经丛，从而避免膀胱、直肠相关问题；直肠阴道间隙分离至会阴体，两侧的肛提肌筋膜均可见；膀胱阴道间隙分离至尿道内口水平，应用可吸收线；后壁网片要缝至两侧肛提肌，前壁网片缝至尿道内口下方。他认为即使没有前、后壁膨出，深度放置网片也可起到预防作用。

（四）是否同时行阴道旁修补

1981 年，Richardson[33] 提出了阴道旁缺陷的概念，即"骨盆内筋膜中阴道两侧的耻骨宫颈筋膜部分缺陷，与侧盆壁分离。"有研究采用健康未生育妇女行 MRI 建立三维阴道前壁的计算机模型，模拟腹压增加时前壁缺陷的发生，结果显示顶端的缺陷较旁缺陷更容易导致重度的前壁膨出，并且顶端的缺陷和阴道旁的缺陷常常同时存在且相互作用。因此，Stuart 等 [34] 研究了骶前固定术中是否同时行阴道旁修补与阴道前壁脱垂复发的关系。行阴道旁修补组术后阴道前壁复发率为 16.1%，再手术率为 1.6%；而仅行骶前固定组前壁脱垂复发率为 26.9%，再手术率为 4.6%。由此提示，同时行阴道旁修补对于解剖复位有更好的趋势，但并无统计学差异。

（五）单纯悬吊阴道顶端对于阴道后壁脱垂是否有作用

有些学者认为阴道顶端足够的悬吊可以改善大多数阴道后壁的缺陷，术中同时行后壁修补可能增加术后并发症，如直肠损伤、便秘及肛周疼痛。Daniel 等 [18] 对于术前有阴道顶端及后壁脱垂患者的研究显示，骶前固定术中是否同时行阴道后壁修补术，术后 6 周、术后 1 年在解剖恢复上并无明显差异。Fikret[11] 报道了 23 例腹膜外骶前固定术，18 例阴道后壁有 ≥ Ⅱ 度的脱垂，均未进行后壁修补，仅 2 例在术后 6 个月出现症状。Brubaker 等 [19] 也报道了骶前固定术中未行阴道后壁修补，术后 1 年仅 8% 出现后壁膨出。而 Culligan[37] 报道骶前固定术中同时进行后壁修补，1 年后 6% 出现后壁膨出。因此，对于肥胖患者或者后壁脱垂明显的患者可考虑同时行后壁修补。在肠道功能方面，骶前固定术无论是否同时行后壁修补均可以改善术前肠道症状，而同时行后壁修补可以更好地改善梗阻性症状。但这种差异可能是由于肠道症状明显的患者更容易选择同时行后壁修补术 [11]。因此，此问题尚有争议，仍有待进一步研究。

（六）骶前固定术与子宫骶韧带悬吊术疗效对比

Gilad 等 [38] 研究显示，骶前固定术对于前壁解剖的恢复明显优于子宫骶韧带悬吊术，而在阴道顶端及后壁解剖的恢复及 PFDI 评分上无统计学差异。因此，骶前固定术在前盆腔脱垂的治疗上较子宫骶韧带悬吊术有明显优势。而 Rondini 等 [39] 对于两种手术方式治疗阴道顶端脱垂进行了一个随机对照试验，并随访了 12 个月，其中 54 例行骶前固定术，56 例行高位骶韧带悬吊术，结果显示骶前固定术的客观治愈率为 100%，而高位骶韧带悬吊术的治愈率为 82.5%，有统计学差异，因此他认为骶前固定术对于阴道顶端脱垂的解剖恢复明显优于高位骶

韧带悬吊术。

　　总之，经腹腔镜骶前固定术与传统开腹手术相似，能很好地将微创手术的优点与经腹阴道骶骨固定术的优点结合起来；与开腹手术相比，围术期并发症和复发后再次手术率无差异，还可减少围术期出血量和住院时间，但是手术时间有所延长。目前该手术成为国际上治疗中盆腔缺陷为主的盆底重建手术的主流术式之一。2014年，中华医学会妇产科学分会女性盆底学组建议妇科医师应正确理解和掌握该术式。相对于经阴道手术，初学者要经历更长的学习曲线。建议拟开展此手术的医师参加手术的规范化培训，要求至少有Ⅲ级及以上腹腔镜手术操作基础，能熟练掌握腹腔镜下的缝合打结技术。

　　腹腔镜宫颈骶前固定术手术录像，请扫描二维码观看

　　腹腔镜联合经阴道宫颈骶前固定术手术录像，请扫描二维码观看

　　腹腔镜阴道骶前固定术手术录像，请扫描二维码观看

（王一婷　韩劲松）

参考文献

[1] 张庆霞，郎景和，朱兰，等. 女性骨盆骶前区血管和神经的应用解剖. 中国实用妇科与产科杂志，2011，27（1）：31-34.

[2] Boris Gabriel, Joseph Nassif. Twenty years of laparoscopic sacrocolpopexy: where are we now? Int Urogynecol J, 2011, 22:1165-1169.

[3] Hilger WS, Poulson M, Norton PA. Long-term results of abdominal sacrocolpopexy. Am J Obstet Gynecol, 2003, 189:1606-1610.

[4] Ganatra AM, Rozet F, Sanchez-Salas R, et al. The Current Status of Laparoscopic Sacrocolpopexy: A Review. European Urology, 2009, 55(5): 1089-1105.

[5] Maher C, Feiner B, Baessler K. Surgieal management of pelvic organ prolapse in women. Cochrane Database Syst Rev, 2013, 4:CD004014.

[6] 张晓薇，陈礼全. 阴道骶骨固定术手术区域应用解剖研究. 中国实用妇科与产科杂志，2009，25（8）：590-593.

[7] 郭光文，王序. 人体解剖彩色图谱. 北京：人民卫生出版社，1986.

[8] 中华医学会妇产科学分会妇科盆底学组. 腹腔镜子宫或阴道骶骨固定术专家共识. 中华妇产科杂志，2014，4（8）：573-575.

[9] Nibal Awad, Suzana Mustafa. Implementation of a new procedure: laparoscopic versus robotic sacrocolpopexy. Arch Gynecol Obstet, 2013, 287:1181-1186.

[10] Andre Luiz, Farinhas Tome. Laparoendoscopic single-site (LESS) sacrocolpopexy: feasibility and efficacy of knotless procedure performed with conventional instruments. Int Urogynecol J, 2011, 22:885-887.

[11] Fikret Fatih Önol. A novel technique for the management of advanced uterine/vault prolapse: extraperitoneal sacrocolpopexy. Int Urogynecol J , 2011, 22:855-861.

[12] Mariëlla I. Withagen Laparoscopic sacrocolpopexy with bone anchor fixation: short-term anatomic and functional results. Int Urogynecol J, 2012, 23: 481-486.

[13] Nygaard IE, McCreery R, Brubaker L, et al. Abdominal sacrocolpopexy: a comprehensive review. Obstet Gynecol, 2004, 104:805-823.

[14] Goldman HB. Complications of female incontinence and pelvic reconstructive surgery. J Obstet Gynecol, 2013, 33(3): 327.

[15] Forsgren C, Zetterstrom J, Zhang A, et al. Anal incontinence

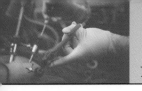
and bowel dysfunction after sacrocolpopexy for vaginal vault prolapse. Int Urogynecol J, 2012, 23:1479-1480.

[16] Amitabha Majumdar, Sepeedeh Saleh. "Like a rabbit from a hat!" —a case of a sacrocolpopexy mesh being taken out by a patient. Int Urogynecol J , 2012, 23:503-504.

[17] Cheryl B. Iglesia Laparoscopic sacrocolpopexy versus transvaginal mesh for recurrent pelvic organ prolapse. Int Urogynecol J, 2013, 24:363-370.

[18] Jasmine TK. Prevalence and risk factors for mesh erosion after laparoscopic-assisted sacrocolpopexy. Int Urogynecol J, 2011, 22:205-212.

[19] Aqsa Khan, Marianna Alperin. Comparative outcomes of open versus laparoscopic sacrocolpopexy among medicare beneficiaries. Int Urogynecol J, 2013, 24:1883-1891.

[20] Catharina Forsgren. Anal incontinence and bowel dysfunction after sacrocolpopexy for vaginal vault prolapse. Int Urogynecol J, 2010, 21:1079-1084

[21] Leclaire EL, Mukati MS, Juarez D, et al. Is de novo stress incontinence after sacrocolpopexy related to anatomical changes and surgical approach? Int Urogynecol J, 2014, 25(9): 1201-1206.

[22] Brubaker L, Cundiff GW. Abdominal sacrocolpopexy with Burch colposuspension to reduce urinary stress incontinence. N Engl J Med, 2006, 354(15):1557-1566.

[23] Sarlos D, Brandner S, Kots L, et al. Laparoscopic sacrocolpopexy for uterine and post-hysterectomy prolapse: anatomical results, quality of life and perioperative outcome-a prospective study with 101 cases. Int Urogynecol J Pelvic Floor Dysfunct, 2008, 19(10): 1415-1422.

[24] Julie Leruth, Marc Fillet. Incidence and risk factors of postoperative stress urinary incontinence following laparoscopic sacrocolpopexy in patients with negative preoperative prolapse reduction stress testing. Int Urogynecol J, 2013, 24:485-491.

[25] Natalia Price, Alex Slack. Laparoscopic sacrocolpopexy: an observational study of functional and anatomical outcomes. Int Urogynecol J, 2011, 22:77-82.

[26] José Angel Míngue. Vaginal evisceration in a patient with previous sacrocolpopexy Int Urogynecol J, 2011, 22:1597-1599.

[27] Eskandar O, Hodge J, Eckford S. Strangulated small bowel through vaginal vault rupture: late complication of abdominal sacrocolpopexy. Gynecol Surg, 2010, 7(1): 67-70.

[28] Rajamaheswari N, Agarwal S, Seethalakshmi K. Lumbosacral spondylodiscitis: an unusual complication of abdominal sacrocolpopexy. Int Urogynecol J, 2012, 23(3): 375-377.

[29] Karen L. Natural orifice vaginal sacrocolpopexy (NOVaS): a cadaver feasibility study Int Urogynecol J , 2012, 23:447-452

[30] Lazarou G, Scotti RJ, Mikhail MS, et al. Pull out strengths of sacral and vaginal attachment sites in cadavers. Journal of Pelvic Medicine Surgery, 2004, 10(4): 209-212.

[31] Nir Haya, Malachy Maher, Emma Ballard. Surgical management of recurrent upper vaginal prolapse following sacral colpopexy. Int Urogynecol J, 2015, 26:1243-1245.

[32] Sarlos Dimitri , Aigmueller Thomas. Laparoscopic sacrocolpopexy with deep attachment of anterior and posterior mesh. Int Urogynecol J, 2014, 25:1591-1592.

[33] Richardson AC, Edmonds PB, Williams NL. Treatment of stress urinary incontinence due to paravaginal fascial defect. Obstet Gynecol, 1981, 57:357-362.

[34] Stuart H. Shippey Anatomic outcomes of abdominal sacrocolpopexy with or without paravaginal repair. Int Urogynecol J, 2010, 21:279-283.

[35] Kaser DJ, Kinsler EL, Mackenzie TA, et al. Anatomic and functional outcomes of sacrocolpopexy with or without posterior colporrhaphy. Int Urogynecol J, 2012, 23(9): 1215-1220.

[36] Brubaker L, Kenton K, Guiahi M. Sacrocolpopexy without concomitant posterior repair improves posterior compartment defects. Int Urogynecol J, 2008, 19:1267-1270.

[37] Culligan PJ, Murphy M, Blackwell L, et al. Long-term success of abdominal sacral colpopexy using synthetic mesh. Am J Obstet Gynecol, 2002, 187:1473-1480.

[38] Filmar GA , Fisher HW. Laparoscopic uterosacral ligament suspension and sacral colpopexy: results and complications. Int Urogynecol J, 2014, 25:1645-1653.

[39] Rondini C , Braun H. High uterosacral vault suspension vs Sacrocolpopexy for treating apical defects: a randomized controlled trial with twelve months follow-up. Int Urogynecol J , 2015, 26:1131-1138.

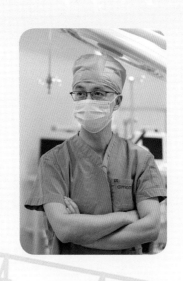

第十章

腹腔镜下脱垂子宫腹前壁悬吊固定手术

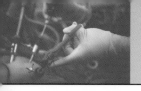

多数手术者在腹腔镜手术中都遇到过剖宫产术后子宫瘢痕被致密粘贴于腹前壁的情况，而此类患者很少出现子宫脱垂。这种现象给了我们一个启示，可否通过人为制造粘连，以子宫这一坚韧的天然组织作为盆底牵拉物，将其悬吊固定于腹前壁以矫治子宫脱垂？这种悬吊固定是否有效？术后盆腔脏器解剖关系的改变对患者的排便、泌尿、性生活等会产生何种影响，带着以上问题，笔者于2010年利用腹腔镜手术的特点设计出腹腔镜下脱垂子宫腹前壁悬吊固定手术，并经重庆市第九人民医院伦理委员会审核后进行了大量的尝试和长期密切随访，被证实为一种有效、安全、简单和很少异物的手术选择方式。

一、适应证

期望保留子宫，以POP-Q≥Ⅱ度中盆腔缺陷为主的盆腔器官脱垂（表现为子宫脱垂），可同时合并有阴道前、后壁轻到中度膨出。

二、禁忌证

1. 妊娠。
2. 子宫不规则出血。
3. 宫颈细胞学检查异常。
4. 肥胖症（BMI＞35）。
5. 伴有不能耐受麻醉或肠道准备的其他疾病者。

三、手术步骤

患者取仰卧膀胱截石位，全身麻醉，消毒铺巾。首先对伴有阴道前、后壁膨出的患者常规行阴道前、后壁修补，对有宫颈过长的患者行宫颈部分切除，否则一旦将脱垂子宫悬吊固定于腹前壁，再行阴式手术操作会比较困难。

我们的长期随访表明，此术式并不能改善压力性尿失禁，建议对伴有压力性尿失禁的患者同时采用相应的手术如经阴道无张力尿道中段吊带术（TVT）或经闭孔无张力尿道中段吊带术（TVT-O）等予以治疗。

（一）圆韧带法子宫腹前壁悬吊固定术

对于年轻的甚或有潜在生育要求的子宫脱垂患者，如果其圆韧带相对较坚韧，我们可采用圆韧带牵拉悬吊固定子宫于腹前壁（图10-1）。

1. 烧灼子宫前壁浆膜层。采用电外科器械对子宫前壁浆膜层进行烧灼（图10-2a），以使术后形成子宫前壁与腹前壁之间的致密粘连。注意，烧灼面勿超过膀胱子宫腹膜反折，以免损伤膀胱。其对应的前腹壁腹膜不必烧灼。

2. 确定前腹壁悬吊位置。助手从阴道上推子宫至正常位置，术者用手指在脐耻间腹正中线上轻压前腹壁，腹腔镜直视下评估选择悬吊切口的适当位置。我们的经验是在子宫底部对应前腹壁的地方比较合适，一般根据不同子宫的大小位于耻骨联合上缘1~5 cm。

3. 腹前壁悬吊部位的穿刺方法（图10-1a）。在脐耻线上选好位置，于腹前壁皮肤上做一个5 mm的切口，将一只5 mm的穿刺器垂直插入皮肤和皮下，当遇到第一个阻力点时停止穿刺，这个阻力点提示穿刺器已达腹直肌前鞘表面。此时将穿刺器沿腹直肌表面向左侧侧滑2~3 cm，再在腹腔镜直视下刺入腹腔。

4. 钳夹圆韧带（图10-1b）。将一把5 mm的腹腔镜用Allis钳沿穿刺器套管插入腹腔，在距离宫角处约1 cm处钳夹左侧圆韧带，钳尖勿夹持圆韧带，以免损伤圆韧带（图10-2c）。

5. 牵拉一侧圆韧带至腹壁外（图10-1c）。关闭穿刺套管进气阀，打开出气阀，放出部分腹腔内CO_2，在保持视野清楚的前提下适当降低腹内压。然后将左侧圆韧带和穿刺套管一起沿腹壁的穿刺隧道拖出体外，用一把开腹手术用 Allis 钳夹持固定圆韧带。

　　6. 牵拉另一侧圆韧带至腹壁外（图 10-1d）。重新充盈气腹，将 5 mm 穿刺器沿原切口再次垂直插入，同样在到达腹直肌前鞘表面时停止穿刺，向右侧侧滑 2 ~ 3 cm，再在腹腔镜直视下刺入腹腔，用和处理左侧圆韧带相同的方式将右侧圆韧带拉出体外（图 10-2b）。

　　7. 体外缝合两侧圆韧带（图 10-1e）。在腹壁外，用较粗的不可吸收线将左、右两侧圆韧带缝合打结。缝合前可以在体外烧灼圆韧带表面，以期术后左、右圆韧带之间以及圆韧带与腹壁隧道周围组织间能形成粘连。

　　8. 检查悬吊效果。充盈气腹，仔细检查，确保悬吊固定后的子宫前壁能与腹前壁紧贴。切忌子

宫前壁与腹前壁分离，形成"秋千"状悬吊，圆韧带的韧度有限，仅靠其是无法对抗重力和腹压的。本术式中，圆韧带起的是临时固定作用，要靠术后形成的粘连将子宫这一坚韧组织作为牵拉物固定在更加坚韧的腹直肌和腹直肌前鞘上面对抗重力和腹压。一旦发现"秋千"状的悬吊，提示钳夹提拉圆韧带的部位距离宫角太远，应剪断皮下腹直肌前鞘表面的线结后，向宫角方向沿圆韧带重新选择合适的提拉部位，再次提拉缝合固定。悬吊固定后的效果如图 10-3b 所示。

　　如果发现圆韧带在上述操作过程中被损伤而过于薄弱，估计难以维持牵拉固定子宫，则需改行我们后面介绍的缝合法悬吊固定术式，但应告知患者缝合的悬吊固定术式将无法完成生育，患者有术中采取绝育手术的可能或在术后应采取避孕措施。

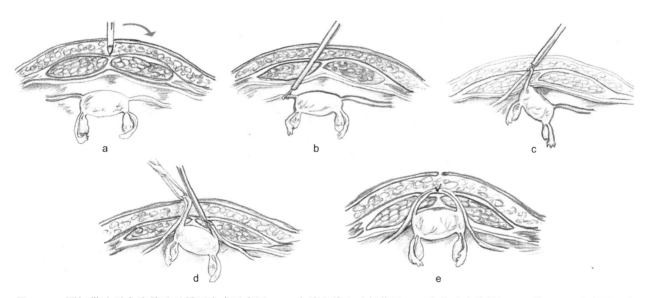

图 10-1　圆韧带法子宫腹前壁悬吊固定术示意图。a. 在脐耻线上选好位置，于腹前壁皮肤做切口，将 5 mm 穿刺器垂直插入皮肤和皮下，然后将 5 mm 穿刺器向一侧滑动 2 ~ 3 cm，在腹腔镜直视下穿刺入腹腔；b. 用腹腔镜器械 Allis 钳伸入腹腔，在距离宫角 1 cm 钳夹左侧圆韧带；c. 牵拉左侧圆韧带至腹壁外；d. 相同方法牵出右侧圆韧带至腹壁外；e. 在腹壁外，用较粗的不可吸收缝线将左、右两侧圆韧带缝合打结

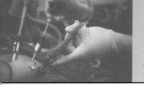

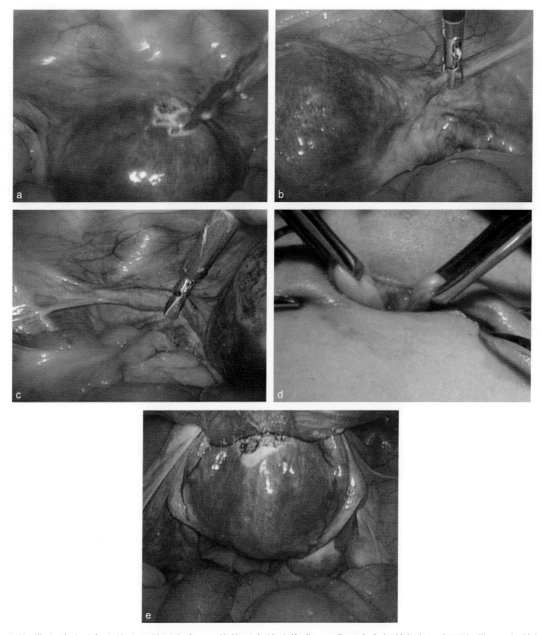

图 10-2　圆韧带法脱垂子宫腹前壁悬吊固定术。a.烧灼子宫前壁浆膜；b.靠近宫角抓持提拉一侧圆韧带；c.抓持提拉另一侧圆韧带；d.两侧圆韧带通过在腹前壁内的两个隧道从同一个腹壁切口被拉出；e.悬吊后的子宫前壁与腹前壁紧贴，确保被烧灼的子宫前壁创面术后与腹前壁能形成致密粘连而固定

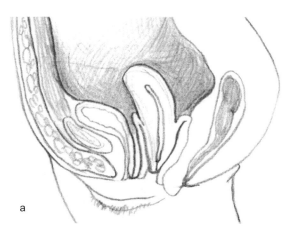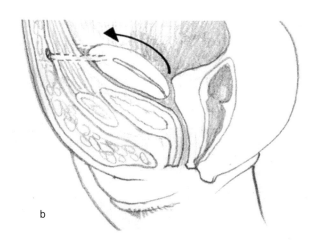

a

b

图 10-3　圆韧带法脱垂子宫腹前壁悬吊固定术术前（a）与术后 (b) 效果对比

（二）缝合法子宫腹前壁悬吊固定术

对于老年或没有生育要求的女性，则可以考虑采用缝合的方式将子宫悬吊固定于腹前壁。在我们的实践中，绝大多数患者采用的是该种手术方式，效果满意（图 10-4）。

1. 烧灼子宫前壁浆膜面（图 10-5a）。

2. 贯穿缝合子宫（图 10-4a）。大圆针（采用尽量大的圆针）、不可吸收缝线（如双股 10 号丝线或者骨科缝合肌腱的爱惜邦聚酯不可吸收缝合线）

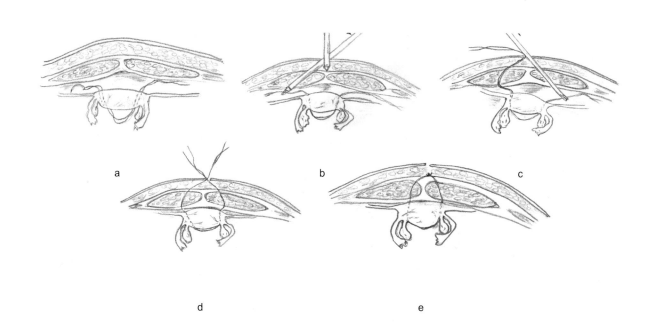

a

b

c

d

e

图 10-4　缝合法脱垂子宫腹前壁悬吊固定术示意图。a. 大针、不可吸收缝线从子宫一侧开始贯穿缝合子宫；b. 经脐耻线上选好位置，腹前壁皮肤做切口，将 5 mm 穿刺器垂直插入皮肤和皮下，然后将 5 mm 穿刺器向一侧滑动 2 ~ 3 cm，在腹腔镜直视下穿刺入腹腔，牵拉子宫一侧的缝线至腹壁外；c. 经另一侧方向，同法牵拉出子宫另一侧的缝线；d. 将牵出的子宫两侧的不可吸收缝线在皮下打结；e. 缝合关闭皮肤切口

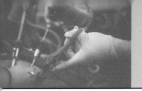

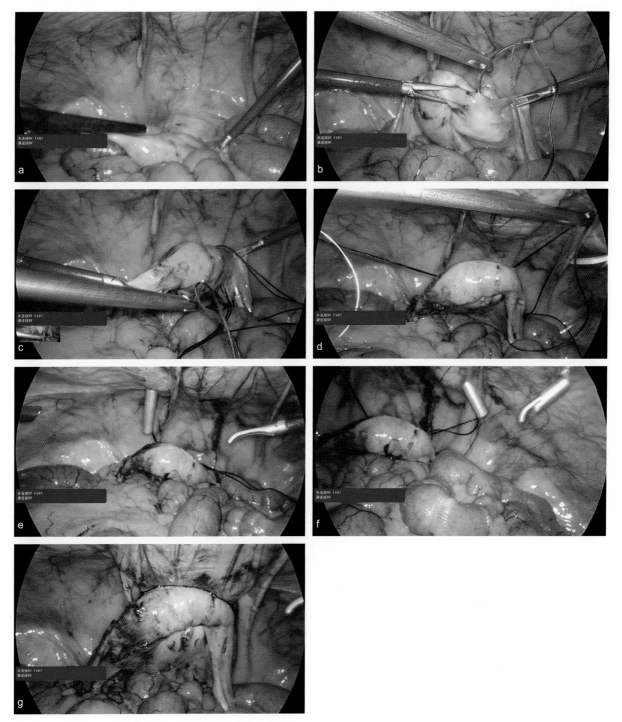

图 10-5　缝合法脱垂子宫腹前壁悬吊固定术。a. 烧灼子宫前壁浆膜；b. 于子宫右侧由前向后贯穿缝过子宫；c. 于子宫左侧由后向前贯穿缝过子宫；d. 取出大圆针后理顺两侧缝线以备提拉；e. 沿左侧腹壁隧道将左侧缝线尾端拉至腹壁外；f. 沿右侧腹壁隧道将右侧缝线尾端拉至腹壁外；g. 在腹壁外收紧双侧缝线后打结于腹直肌前鞘表面，子宫被紧紧地提拉固定于腹前壁

于子宫右侧由前向后贯穿缝过子宫（图 10-5b），然后再于子宫左侧从后往前贯穿缝过子宫（图 10-5c）。注意，在以上缝合过程中应尽量避免缝线穿过宫腔。取出缝针，保留缝线（图 10-5d）。

3. 牵拉贯穿缝合子宫缝线至腹壁外（图 10-4b ~ d）。如前所述，在脐耻间腹正中线上的适当位置上做一个 5 mm 皮肤切口，插入 5 mm 穿刺器，于第一个阻力点时停止插入，在腹直肌前鞘表面侧滑 2 ~ 3 cm，继续插入穿刺器进入腹腔。钳夹一侧缝线尾端（图 10-5e），和穿刺器一起拉出体外备用。同样的方式将另一侧缝线的尾端拉出体外（图 10-5f）。

4. 贯穿子宫缝线体外打结（图 10-4e）。在体外拉紧缝线，将左、右两侧缝线在腹直肌表面对打成结，必要时可以用推结器，将线结推压至腹直肌前鞘表面。为防止滑脱，建议至少打 3 个以上线结。

5. 检查术后效果方法同圆韧带悬吊。悬吊后效果如图 10-5g、图 10-6b 所示。

与圆韧带法不同的是，育龄期的患者采用这种方式矫正子宫脱垂后一旦怀孕，固定子宫的缝线不能像圆韧带随着妊娠延长，因此对育龄期患者术中可以考虑加行绝育手术[2]。

四、手术效果及经验分享

笔者自 2010 年以来采用此术式对 131 例子宫脱垂患者进行治疗，其中 97 例完成了 2 ~ 5 年的随访，仅 6 例失败，总体治疗效果非常满意。

失败病例中，1 例为 84 岁高龄女性，有长期便秘史，术后 7 个月复发，再次腹腔镜探查发现

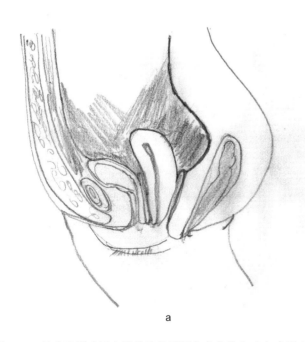
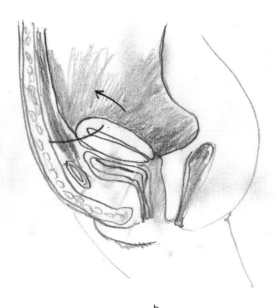

| a | b |

图 10-6　缝合法脱垂子宫腹前壁悬吊固定术术前（a）与术后（b）效果对比

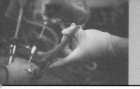

子宫仍然牢固固定于腹前壁，但宫体已被拉成条带状。分析原因是主要成分为平滑肌的子宫因极度萎缩薄弱，不足以耐受长期便秘导致的高腹压。

另有 2 例患者为悬吊圆韧带时因提拉部位距宫角太远，形成"秋千"状悬吊，子宫未能紧贴腹前壁形成粘连，圆韧带在重力和腹压作用下会被越拉越长。P.M.S.O' Brien[1] 在 1994 年曾报道对 9 例子宫阴道脱垂患者用圆韧带分别牵拉于两侧腹外斜肌腱膜的方法悬吊脱垂子宫，结果 3 个月后全部复发。因此，我们强调采用圆韧带悬吊时提拉部位要尽量靠近宫角，完成悬吊固定后一定要检查子宫前壁是否能紧贴腹壁。我们认为：悬吊是暂时的，粘连是长久的。

还有 2 例患者在术后 1～2 年发生阴道后壁肠疝，分析原因是本术式通过向前上方提拉子宫使中盆腔和前盆腔脱垂得以改善的同时，可能让后盆腔的支持组织变得薄弱。因此，对于阴道顶端薄弱的患者，可以考虑在实施本术式的同时加行子宫骶韧带折叠悬吊术 [3] 等以加固后盆腔的支撑。

1 例失败者为宫颈过长。腹前壁悬吊固定术后子宫一般会被悬吊至坐骨棘水平，但如果子宫颈过长，患者会感觉阴道内仍有块状物。因此，术前一定要对子宫颈的长度进行评估，一旦发现宫颈过长，应在开始腹腔镜操作前通过阴道行宫颈部分切除。

总之，腹腔镜下脱垂子宫腹前壁悬吊固定术操作简单、损伤小，平均出血量小于 10 ml，平均手术时间 20 min，整个手术路径不涉及大的血管和重要脏器，以自身组织作为牵拉支撑，除了缝线以外没有其他异物。术后当天患者即可下床活动，部分患者术后会有腹壁牵拉不适感，一般 3～5 天自然缓解。长期随访表明，除了矫正脱垂的子宫，患者的排便、尿频和性生活质量会得以明显改善，但不能改善尿失禁的问题。

腹腔镜下脱垂子宫腹前壁悬吊固定术手术疗效确切、安全、并发症极少、操作简单，是一种有价值的手术选择方式。

（文字：康　楷；绘图：康　楷）

腹腔镜下脱垂子宫腹前壁悬吊固定术手术录像，请扫描二维码观看

参考文献

[1] P.M.S.O'Brien. Failure of laparoscopic uterine suspension to provide a lasting cure for uterovaginal proladse. British Journal of Obstetrics and Gynaecology, 1994, 101:707-708.

[2] Pati S, Cullins V. Female sterilization: evidence. Obstet Gynecol Clin North Am, 2000, 27:859.

[3] Maher CF, Carey MP, Murray CJ. Laparoscopic suture hysteropexy for uterine prolapsed. Obstetrics and Gynecology, 2001, 97(6):1010-1014.

附：2 例病例报告

病例（一）：

　　患者，52 岁，发现阴道脱出物 26 年，行走时脱出物有摩擦感，影响日常生活，伴排尿困难、尿不净感。合并脊柱裂伴脑脊膜膨出，50 年前行手术治疗。自幼膀胱过度充盈时有尿失禁，平素需自行定时增加腹压排尿、排便，自行站立不稳。孕 1 产 1。因患者"脊柱裂"行剖宫产分娩，新生儿出生体重 3000 g。查体：脊柱侧弯，骶尾部可见凹陷及手术瘢痕。双侧掌趾关节屈曲，双侧肌力、肌张力减弱，双侧膝、跟腱反射亢进。双侧臀部、会阴、大腿后侧、小腿后侧感觉减退。专科检查：宫颈阴道部长约 3 cm。POP-Q 评分：Aa -3，Ba +1，C +1，Gh 3，Pb 3，TVL 7，Ap -3，Bp +1，D +1。压力性尿失禁诱发试验阴性。

诊断为：子宫脱垂Ⅱ度。因盆底肌肉无张力，上子宫托失败。因子宫脱垂影响日常活动，患者坚决要求手术治疗。

　　患者术前行动态 MRI 检查，附图 -1 为术前冠状位 MRI 图像，可见脊柱侧弯、骨盆倾斜。附图 -2 所示为最大应力状态下正中矢状位 MRI 图像，可见患者主要为中盆腔器官脱垂。

　　患者子宫脱垂Ⅱ度，以中盆腔缺陷为主，无膀胱和直肠膨出。有症状要求治疗，因盆底肌极度松弛上子宫托失败，患者及家属强烈要求手术治疗。检查宫颈无延长，不适合做曼彻斯特手术；患者骶椎脊柱裂伴有神经系统症状，盆底肌肉及韧带组织去神经支配，主、骶韧带薄弱，张力差，不适合行高位骶韧带悬吊术；患者骶椎脊柱裂、脊柱侧弯、骨盆倾斜，骶尾部、骨盆血管及神经走行变异，不

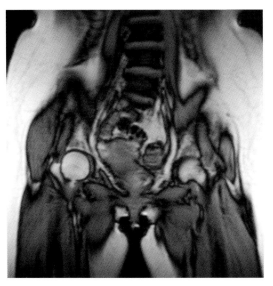

附图 -1　患者术前冠状位 MRI 图像，可见脊柱侧弯、骨盆倾斜

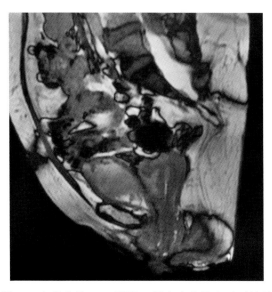

附图 -2　患者术前 MRI 图像，最大应力状态下可见子宫脱垂、骶骨畸形

适合行骶棘韧带固定术和骶前固定术。因此，我们对该患者施行了我院第一例腹腔镜下脱垂子宫腹前壁悬吊固定手术加子宫直肠陷凹成形术。

附图 -3 为患者腹腔镜术中照片，箭头所指为右侧输尿管，可见双侧骶韧带组织薄弱，走行不明显，术中牵拉输尿管内侧腹膜张力差。如附图 -4 所示，术中探查，分离钳所指为骶骨岬，骨盆倾斜，骶骨岬明显偏向右侧。

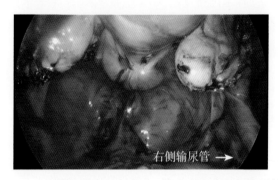

附图 -3　患者腹腔镜术中照片，箭头所指为右侧输尿管，双侧骶韧带组织薄弱

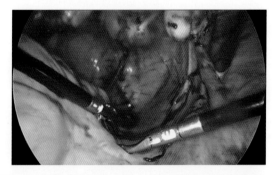

附图 -4　患者腹腔镜术中照片，分离钳所指为骶骨岬，骨盆倾斜，骶骨岬偏向右侧

病例（二）：

患者，56 岁，发现阴道脱出物 3 年，行走时脱出物有摩擦感，伴尿不净感，无尿频、排尿困难及漏尿。因输尿管狭窄分别于 2006、2007 年在外院行经腹左侧输尿管开口成形术、经腹左侧输尿管膀胱再植入术。孕 2 产 1，顺产 1 次，新生儿出生体重 3300 g。在印刷厂工作 25 年，每天需搬运 10 ～ 15 kg 的重物。查体：脱出物为子宫颈。POP-Q 评分：Aa-3，Ba+2，C+2，Gh 3，Pb 2，TVL 7，Ap-3，Bp+2，D-4。诊断为：子宫脱垂Ⅲ度。患者要求手术治疗。

患者术前行动态 MRI 检查，附图 -5 为术前 MRI 图像，最大应力状态下可见子宫脱垂显著，子宫直肠陷凹位置低。附图 -6 为冠状位 MRI 图像，箭头所指为输尿管膀胱植入术后改变。

根据临床检查及动态 MRI 检查结果，患者以中盆腔器官脱垂为主，最大应力状态下子宫体位置低，且位移明显，宫颈无明显延长，不适合做曼彻斯特手术。患者既往两次经腹输尿管、膀胱手术史，输尿管、膀胱周围组织粘连重，且输尿管与膀胱解剖位置发生变化，术中分离左侧膀胱阴道间隙、阴道直肠间隙、膀胱输尿管及左侧子宫骶韧带处可能发生损伤，考虑高位子宫骶韧带

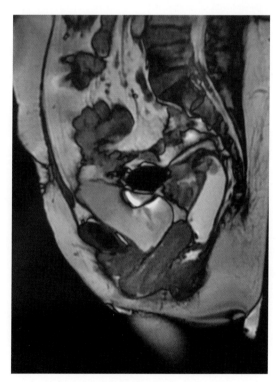

附图 -5　患者术前 MRI 图像，最大应力状态下可见子宫脱垂显著，子宫直肠陷凹位置低

悬吊术及子宫骶前固定术不合适。因此，我们对该患者施行了宫颈部分切除成形＋腹腔镜子宫腹前壁悬吊术。

附图 -7 所示为术中麻醉下检查，可见脱出物为宫颈。阴道检查可触及宫体已脱垂至阴道内。附图 -8 所示为术中腹腔镜探查，可见双侧子宫骶韧带薄弱，走行不明显。附图 -9 所示为左侧输尿管及膀胱周围粘连明显。附图 -10 所示为术中膀胱镜检查，可见膨大的左侧输尿管膀胱吻合口。附

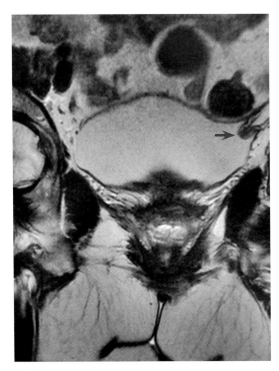

附图 -6　患者术前 MRI 冠状位图像，箭头所示为输尿管膀胱植入术后改变

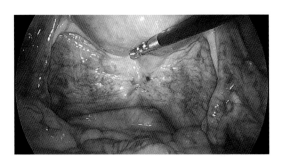

附图 -8　术中见双侧子宫骶韧带薄弱，走行不明显

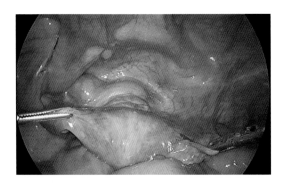

附图 -9　术中见左侧输尿管及膀胱周围粘连

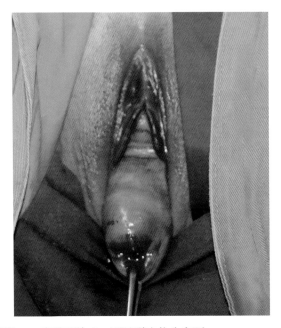

附图 -7　麻醉下检查，可见脱出物为宫颈

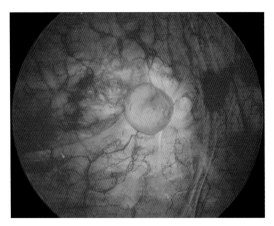

附图 -10　术中行膀胱镜检查，图中所示为左侧输尿管膀胱吻合口

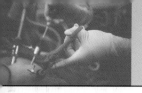

图-11 所示为术后阴道检查，宫颈断端已恢复至正常位置。

将脱垂的子宫悬吊于腹壁并不是我们建议的首选术式。对这两例特殊病例采用主要是无其他合适术式可选及为了避免手术损伤。除腹壁悬吊术外同时做了子宫直肠陷凹成形术。两例均在随访中。简单易行、腹腔内手术操作少、创伤小、近期并发症发生率低是该术式的优点，有待长期随访。

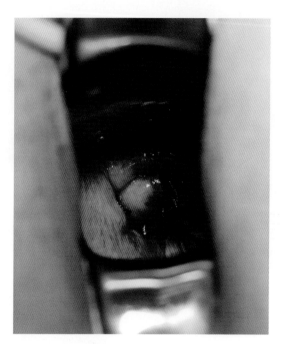

附图-11　术毕，宫颈断端恢复至正常位置

（韩劲松）

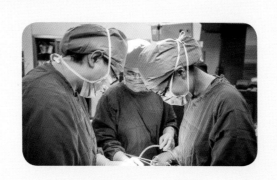

第十一章

子宫直肠陷凹成形术

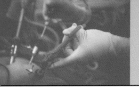

女性盆腔器官脱垂手术治疗学

子宫直肠陷凹成形术是在中盆腔和后盆腔缺陷的手术中可以同时进行的一个手术步骤，手术的目的是封闭子宫直肠陷凹，恢复阴道顶端向后的正常解剖位置，以增强盆底组织对阴道的支持，减少阴道顶端脱垂和肠疝复发。

1909年，Marion[1]最早描述了经腹路径的直肠子宫陷凹封闭术。1922年，Ward[2]开始提倡经阴道路径封闭子宫直肠陷凹治疗阴道顶端脱垂。最初的手术方式仅限于封闭子宫直肠陷凹，随着人们对盆底功能缺陷病因的认识，这种手术方式经过了多次改良，发展至今，常用的手术方法主要有 Moschcowitz 术式（腹膜高位缝合术）、McCall 术式（骶韧带高位缝合术）和 Halban 术式（经腹子宫直肠陷凹封闭术）[3]三种手术方式。

一、相关解剖

无论何种子宫直肠陷凹成形术，必须熟悉子宫直肠陷凹局部相关解剖，才能够顺利完成手术。其中，双侧骶韧带的识别非常重要，因为缝合多位于双侧骶韧带间。经阴道手术切除子宫后，通常在阴道断端的 5 点和 7 点方向用 Allis 钳钳夹局部组织，向下牵拉局部组织，可以感觉到直肠侧方向骶骨方向走行的条索样张力组织，即为骶韧带（图 11-1）。而主韧带断端位于骶韧带的外上方。

二、子宫直肠陷凹疝

子宫直肠陷凹疝也称肠疝，是指腹膜突入到阴道顶端的子宫骶韧带之间，并向远端延伸至直肠阴道隔，使直肠与阴道分离开，其内容物包括脂肪、小肠或乙状结肠。子宫直肠陷凹会引起肠梗阻的相关症状，如阴道压力增大、性生活不适和下腰痛等不适。可通过盆腔动态 MRI 观察子宫直肠陷凹最低点的位置，判断是否存在子宫直肠陷凹疝，

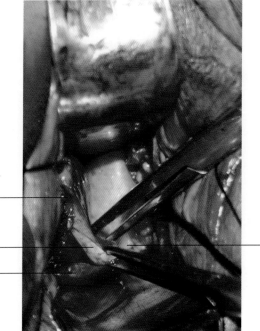

右侧主韧带断端 ——

右侧骶韧带 ——

阴道后壁 ——

子宫直肠陷凹腹膜下缘

图 11-1　子宫直肠陷凹成形术中局部解剖

为临床选择是否需要行子宫直肠陷凹成形术提供参考。如果患者阴道后穹窿明显脱垂（图 11-2a），在盆底手术中同时需行子宫直肠陷凹成形术的概率高；如果患者腹压增加，脱垂程度最重时，阴道后穹窿仍旧位置较高（图 11-2b），则术中无须行子宫直肠陷凹成形术。另外，术中如行阴式子宫切除，可以发现后腹膜下缘位置低，严重时可能拉至阴道口外。

三、适应证

子宫直肠陷凹成形术目前的适用范围有以下两个方面：①在子宫切除手术同时施行，以预防术后阴道顶端脱垂或肠疝的发生；②治疗子宫或阴道穹窿脱垂或子宫直肠陷凹腹膜疝，减少术后肠疝的发生，可与其他阴道固定手术（如骶骨阴道固定术）一起施行[4]。

Moschcowitz 术式和 McCall 术式使用在阴式子宫切除术时，而 Halban 术式则多在经腹子宫切除术时使用，其中 McCall 术式是最常使用的手术方式。

四、手术步骤

（一）Moschcowitz 术式（腹膜高位缝合术）

阴式子宫切除后，确定子宫直肠陷凹的深度，在膀胱、直肠浆膜附近尽可能高地以丝线将腹膜做荷包缝合，封闭子宫直肠陷凹，剪去多余的腹膜，同时在中线部位将主骶韧带复合体缝合在一起[3]。

（二）McCall 术式（骶韧带高位缝合术）

McCall 术式适用于有完整骶韧带的阴道顶端缺陷的患者，可伴或不伴有肠疝[5]。近年来，人们对 McCall 术式做了一些改良，包括 Mayo 子宫直肠陷凹成形术、改良 McCall 术式和 HUS 手术等。传统的 McCall 术式最早应用于预防子宫切除术后

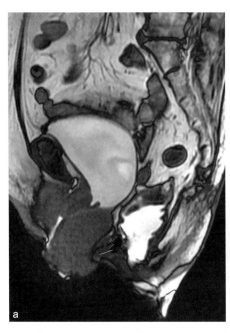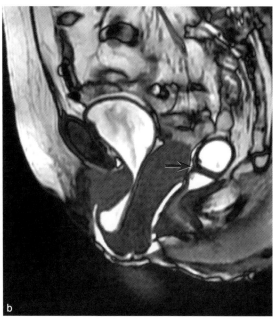

图 11-2   a. MRI 显示有子宫直肠陷凹脱垂；b. MRI 显示无子宫直肠陷凹脱垂（图中红色箭头所示为子宫直肠陷凹）

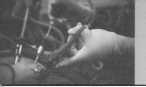

阴道顶端脱垂和肠疝，后来它的改良术式用于治疗子宫切除术后出现的阴道顶端脱垂或复发的阴道顶端脱垂。

1957 年，Milton McCall[6] 提出了手术的要点：①暴露直肠膨出；②打开疝囊；③减少疝囊内容物；④缝扎疝囊基底部；⑤去除多余腹膜；⑥缝合骶韧带和阴道断端。

传统的 McCall 术式采用经阴道途径，入腹腔后，使用 0 号或 1 号不可吸收线做内缝合，使用 0 号或 1 号延迟吸收线做外缝合。缝合前确定输尿管位置至关重要，用示指将坐骨棘定位后，一般在坐骨棘的腹外侧 2～5cm 处可以触摸到输尿管。在阴道 5 点和 7 点方向，Allis 钳钳夹局部腹膜组织标记骶韧带位置。解剖层次明确后，于阴道后方放置一个长拉钩排除肠管干扰，阴道侧壁放置长拉钩到

腹腔内并向侧方提起主韧带以保护输尿管。McCall 内缝合的作用是封闭子宫直肠陷凹。第一根不可吸收线起自左侧骶韧带远端（靠近阴道断端侧），从后腹膜连续缝合至同样水平右侧骶韧带；第二根不可吸收线平行第一根缝合两侧骶韧带近端及后腹膜用来加固。一定要避免缝线位置高于坐骨棘水平，因为这个区域有丰富的血管和神经。McCall 外缝合的作用是将阴道顶端固定在残余的骶韧带上，以达到悬吊阴道顶端的作用。使用可吸收线在阴道顶端后壁侧角黏膜进针，进入腹腔，穿过骶韧带，再从阴道顶端侧角的阴道前壁黏膜穿出；同法缝合对侧阴道顶端侧角部，从而悬吊两侧阴道顶端侧角部[5]。

Mayo 术式是在原有 McCall 术的基础上，关闭子宫直肠陷凹腹膜的同时，折叠缝合缩短骶韧

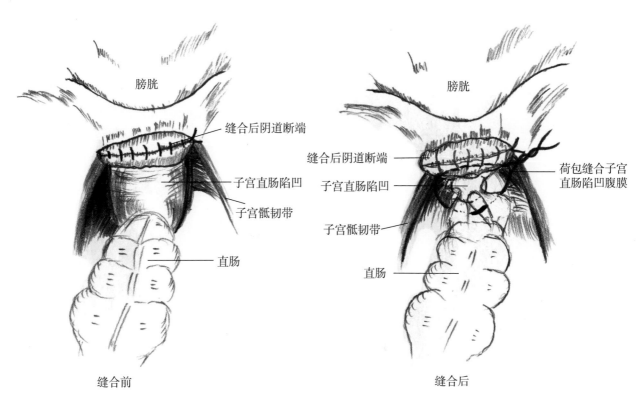

图 11-3　McCall 子宫直肠陷凹成形术示意图

带，再将阴道穹窿悬吊其上。

（三）Halban 术式（经腹直肠子宫陷凹封闭术）

经腹切除子宫，显露直肠子宫陷凹后，用不可吸收缝线分几次在直肠前筋膜和阴道残端之间进行矢状面的间断缝合或荷包缝合（图 11-3），自直肠子宫陷凹底至骶韧带附着处，逐一打结关闭子宫直肠陷凹。

五、手术疗效

子宫直肠陷凹成形术的三种术式中，McCall 术式应用较普遍且效果被多数人认可。另外两种术式的效果方面，文献报道较少。因此，本章着重讨论 McCall 术式的手术效果。

（一）McCall 术式的预防性手术效果

文献报道 McCall 术式用于预防阴道顶端脱垂的成功率为 90%～97%[9-10]。Cruikshank 和 Kovac[11] 对 McCall 术式、Moschcowitz 术式和单纯腹膜缝合术三种手术方式进行随机对照研究，三种术式都在阴式子宫切除术同时施以预防肠疝，术后 3 年，McCall 术式组的肠疝发生率显著低于其他两种术式。Chene 等[9] 随访了 185 例因中度子宫脱垂行阴式子宫切除术的患者，这些患者同时行改良 McCall 手术，术后 24 个月，10% 的患者出现Ⅰ度阴道顶端脱垂，且无须二次手术，81.2% 的患者有满意的性生活。Colombo 和 Milani[12] 配对比较了骶棘韧带固定术和改良 McCall 手术用于阴式子宫切除术时预防阴道顶端脱垂的效果，骶棘韧带固定术组的手术时间和出血量显著多于 McCall 手术组，而两者在术后复发

率、性生活质量方面无显著差异，说明骶棘韧带固定术并不明显优于 McCall 术式。

（二）McCall 术式的治疗性手术效果

1998 年，Webb 等[13] 对 693 例子宫切除术后阴道顶端脱垂的患者做了调查，这些患者都以 McCall 术式治疗，结果其中 50 例需二次手术，患者的满意度达 82%，影响患者满意度的主要原因为尿失禁。Cam[14] 等的一项研究显示 McCall 手术用于治疗单纯阴道顶端脱垂的成功率为 74.3%，他们发现有巨大儿分娩史的患者术后复发率显著升高，推测可能由于盆底肌肉组织损伤后薄弱，提示 McCall 术式可能不适合于有明确盆底肌损伤的患者。

六、手术并发症及预防

子宫直肠陷凹成形术最常见的并发症为输尿管梗阻。输尿管靠近骶韧带且个体差异较大，文献报道术后输尿管梗阻发生率为 1%～10.9%[15]。因此，缝合前在骶韧带外上方触及输尿管非常重要。骶韧带在宫颈向骶凹延伸过程中逐渐远离输尿管，二者在阴道穹窿水平相距约 1.4 cm，直肠旁中段约 4.1 cm，近骶凹段约 8.1 cm，而手术缝合部位多在直肠旁中段。手术时，拉钩向上腹侧牵拉阴道侧壁可提起输尿管，缝合时进针位置靠近骶韧带后内侧骶骨方向可避开输尿管。术后建议对患者常规进行膀胱镜亚甲蓝试验以明确输尿管是否通畅。

子宫直肠陷凹成形术多与其他盆底重建手术联合实施，单独应用的报道较少，手术效果很难评估，其术前评估、手术适应证和对于预防术后复发的意义尚待进一步研究。

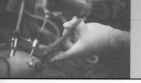
腹腔镜子宫直肠陷凹成形术手术录像，请扫描二维码观看

经阴道子宫直肠陷凹成形术手术录像，请扫描二维码观看

（文字：杨俊芳　韩劲松　绘图：贺豪杰）

参考文献

[1] Marion. De I'obliteration du cul-de-sac de Douglas dan de traitement de certains prolapsus uterine. Rev Gynecol Chir Abdom, 1909, 13(3): 435.

[2] Ward GG. Technic of repair of enterocele(posterior vaginal hernia) and rectocele:as an entity and when associated with prolapse of the uterus. JAMA, 1922, 79: 709.

[3] 罗新. 女性盆底重建外科手术面面观. 中华妇幼临床医学杂志, 2007, 02：61-64.

[4] 张庆霞, 朱兰, 郎景和. 中盆腔缺陷的手术治疗. 实用妇产科杂志, 2008, 05：276-279.

[5] Klauschie JL, Cornella JL. Surgical treatment of vaginal vault prolapse: a historic summary and review of outcomes. Female Pelvic Med Reconstr Surg, 2012, 18(1): 10-17.

[6] McCALL ML. Posterior culdeplasty; surgical correction of enterocele during vaginal hysterectomy; a preliminary report. Obstet Gynecol, 1957, 10(6): 595-602.

[7] Song T, Kim TJ, Kang H, et al. A review of the technique and complications from 2, 012 cases of laparoscopically assisted vaginal hysterectomy at a single institution. Aust N Z J Obstet Gynaecol, 2011, 51(3): 239-243.

[8] 刘新民. 妇产科手术难点与技巧图解. 北京：人民卫生出版社，2010.

[9] Chene G, Tardieu AS, Savary D, et al. Anatomical and functional results of McCall culdoplasty in the prevention of enteroceles and vaginal vault prolapse after vaginal hysterectomy. Int Urogynecol J Pelvic Floor Dysfunct, 2008, 19(7): 1007-1011.

[10] Montella JM, Morrill MY. Effectiveness of the McCall culdeplasty in maintaining support after vaginal hysterectomy. Int Urogynecol J Pelvic Floor Dysfunct, 2005, 16(3): 226-229.

[11] Cruikshank SH, Kovac SR. Randomized comparison of three surgical methods used at the time of vaginal hysterectomy to prevent posterior enterocele. Am J Obstet Gynecol, 1999, 180(4): 859-865.

[12] Colombo M, Milani R. Sacrospinous ligament fixation and modified McCall culdoplasty during vaginal hysterectomy for advanced uterovaginal prolapse. Am J Obstet Gynecol, 1998, 179(1): 13-20.

[13] Webb MJ, Aronson MP, Ferguson LK, et al. Posthysterectomy vaginal vault prolapse: primary repair in 693 patients. Obstet Gynecol, 1998, 92(2): 281-285.

[14] Cam C, Karateke A, Asoglu MR, et al. Possible cause of failure after McCall culdoplasty. Arch Gynecol Obstet, 2011, 283(4): 791-794.

[15] Aronson MP, Aronson PK, Howard AE, et al. Low risk of ureteral obstruction with "deep" (dorsal/posterior) uterosacral ligament suture placement for transvaginal apical suspension. Am J Obstet Gynecol, 2005, 192(5): 1530-1536.

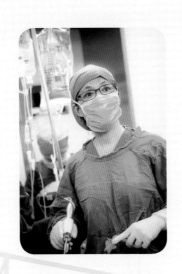

第十二章

阴道封闭术

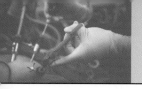
阴道封闭术（colpocleisis）相对于盆底重建手术，又称为阴道闭塞性手术（vaginal obliterative procedure）。这是由于阴道封闭术改变了正常的阴道解剖结构，封闭阴道。

阴道封闭术包括阴道部分封闭术和阴道完全封闭术。阴道部分封闭术是去除部分阴道前、后壁黏膜，封闭部分阴道，两侧形成引流阴道和宫颈分泌物的腔隙。阴道完全封闭术是去除尿道外口内 0.5 ~ 2 cm 的全部阴道前壁和处女膜缘内的全部阴道后壁黏膜并完全封闭阴道。

阴道封闭术对于盆腔器官脱垂的手术治疗而言，是一种古老而传统的式式。阴道封闭术起源于欧洲，最早是 Geradin[1] 在 1823 年报道的，但他并没有开展该式式。Neugebauer[2] 在 1867 最早开展该式式，但是直到 1881 年才报道，他将靠近处女膜缘处约 3 cm × 6 cm 的部分阴道前、后壁黏膜去除，对缝阴道中上段阴道前后壁。阴道完全封闭术是 Edebohls 最早在 1911 年报道的。

目前在临床上广为应用的阴道部分封闭术多指 LeFort 阴道部分封闭术，是 LeFort[3] 在 1877 年报道的。最初的 LeFort 阴道封闭术分两个阶段，即先行阴道封闭术，术后 8 天再行会阴体修补术。之后许多学者在 LeFort 式式的基础上，对手术步骤进行了改良，以减少术后复发和并发症的发生，包括缩小双侧引流腔隙的孔径，以增加阴道前、后壁保持正常位置的附着力，以减少复发；在会阴体修补术式同时，将双侧肛提肌及筋膜对缝以增加会阴体对尿道和盆底的支撑；使用不同的缝合技巧；宫颈管的扩张；注意向尿道口方向的解剖等。

阴道封闭术疗效确切，目前报道的阴道封闭术的治愈率在 91% ~ 100%[4]。其治愈率从最初开始报道至今并无明显变化。

一、相关解剖

阴道位于真骨盆下部的中央，上端包绕子宫颈形成阴道穹窿，下端开口于阴道前庭后部。前壁与膀胱和尿道邻近，后壁与直肠贴近。阴道呈扁管状，平时中心部前、后壁紧贴，呈 H 形。阴道前壁短，为 6 ~ 7 cm。阴道后壁较长，为 7.5 ~ 10 cm。阴道穹窿由前、后、左、右四部分组成。后穹窿深阔，与子宫直肠窝相隔仅有一层阴道后壁和一层腹膜，为盆腔的最底点。

阴道壁由大量的弹性纤维及肌纤维组织混合而成，富有弹性，阴道口可扩展至 9cm 以上。阴道中央部不受膀胱和直肠的影响，能够扩张，是因为有膀胱阴道间隙和直肠阴道间隙，其内血管非常少，所以各脏器能够独立扩展、收缩和滑动。

支持阴道下 1/3 的是附着于盆膈、尿生殖膈及会阴体的纤维组织。阴道两侧的纤维组织与盆膈融合，又与主韧带下方相连，从而支持阴道中 1/3。阴道上部与宫颈部由主韧带和骶韧带支持。

二、适应证

由于 LeFort 阴道部分封闭术可以在局部麻醉或蛛网膜下腔麻醉或连硬膜外麻醉下进行，可以保留子宫而不进入腹腔，具有手术难度小、手术时间短、围术期并发症少、安全、有效的特点。然而由于其改变了正常的解剖结构，封闭了阴道，使患者丧失阴道性交的能力；同时，如果保留子宫还可能造成异常子宫出血的诊断困难。因此，最终使其临床应用受到限制，主要用于无性生活要求、年迈、预期生存期较短、症状重的完全脱垂患者，盆底重建手术失败或术后复发的老年患者，以及保留阴道功能无法治愈的盆腔器官脱垂患者。其中，阴道完全封闭术则仅适用于同时切除子宫或全子宫切除术后患者。

由于盆底功能障碍性疾病多见于老年绝经妇女，随着社会的老龄化，老年盆腔器官脱垂患者越来越多。对老年盆腔器官脱垂患者进行盆底重建手术，存在着手术时间长、出血多、麻醉时间长、手术麻醉风险高、围术期病率高等危险。如采用网片添加全盆底重建虽可以保留子宫、缩短手术时间、降低手术和麻醉风险，但存在费用高以及发生网片相关并发症的风险。Holley[5] 等对骶棘韧带固定术后患者性生活进行调查，发现 53%（19/36）的盆腔器官脱垂患者由于对性生活缺乏兴趣或丧偶，术前即无性生活。在我们医院选择做阴道封闭术的患者中，大部分由于丧偶或配偶身体多病等原因，术前已多年无性生活且今后无性生活要求。因此，对于这部分年老、已无性生活多年和今后无性生活要求的盆腔器官脱垂患者，是否值得冒术中副损伤和术后网片相关并发症的风险去保留阴道的功能？基于阴道封闭术简便、有效的特点，对老年、无性生活要求的盆腔器官脱垂患者，阴道封闭术可能是一种更好的手术方式选择。

综上所述，就我们的经验，可适当扩大阴道封闭术的手术指征，但其应用的必备条件是老年患者、无性生活要求。但是对于有配偶的患者，进行该术式的选择一定要慎重。文献报道，术后有部分患者表示后悔选择此术式，其术后后悔率为 3%～9%[6-7]。因此，在临床工作中，在做出阴道封闭术术式抉择前，医生必须与患者及家属充分沟通，必须强调性生活能力丧失的问题，需要其充分知情。要注意患者对阴道封闭的心理感受；对于配偶健在的患者尤其要慎重，需告知盆底重建的其他可选择术式，必须要求夫妻双方充分沟通，要

求患者和配偶手术双签字。

针对阴道封闭术后无法阴道性交的问题，部分学者也进行了一些有益的尝试。Goodall 和 Power[8] 曾经报道了一种可以进行术后性生活的阴道封闭术。该术式是去除三角形阴道前、后壁黏膜，三角形底边在宫颈或阴道顶端附近，尖端在阴道口。仍采用 LeFort 一样的缝合方法。该封闭术后可在阴道上 1/3 形成双阴道，下 2/3 可以进行正常的性生活。

三、禁忌证

1．无法耐受手术和麻醉，如严重心脏病、高血压、肾炎、糖尿病、肝硬化、肝功能损伤、活动性肺结核、肺功能不全、严重贫血等。

2．有性生活要求。

3．阴道炎，阴道溃疡，中、重度子宫颈糜烂，宫颈溃疡者。

4．宫颈癌前病变、宫颈癌、子宫内膜癌。

四、术前准备

1．排除宫颈和宫体恶性肿瘤。

2．术前进行麻醉和手术评估。

3．术前阴道局部使用雌激素软膏 2 周。

4．术前 5 天高锰酸钾坐浴，术前 3 天阴道冲洗，每日 2 次。

5．术前肠道准备，术前 2 日半流食，术前 1 日流食，口服抑制肠道细菌药物。术前晚及术前清洁灌肠。术日禁食水。

6．术前 1 日备皮。备皮范围包括：耻骨联合、外阴部、大腿上 1/3 内侧面、臀部下方及肛门周围。估计手术困难、需经腹部手术者，同时行腹部皮

肤备皮。

五、手术步骤及技巧

（一）阴道部分封闭术

1. 手术步骤

（1）去除阴道前壁部分黏膜：距宫颈外口 2 cm（保留子宫者）或距阴道断端 1 cm 至尿道口下 3 cm，去除前壁矩形阴道黏膜，在阴道两侧留下宽度为 1.5 ~ 2 cm 的黏膜（图 12-1、12-2）。

（2）去除阴道后壁部分黏膜：距宫颈外口 2 cm（保留子宫者）或距阴道断端 1 cm 至处女膜缘 3 cm，去除后壁矩形阴道黏膜，在阴道两侧留下宽度为 1.5 ~ 2 cm 的黏膜（图 12-3、12-4）。

（3）缝合前、后壁切口上缘黏膜：0 号肠线连续或间断对缝阴道前壁和后壁切口上缘黏膜。缝合后，宫颈或阴道残端隐藏于对缝黏膜上方（图 12-5、12-6）。

（4）对缝阴道前、后壁剥离面，形成阴道中

隔：自内向外用 4 号丝线间断一行行 8 字对缝阴道前、后壁剥离面，将阴道前、后壁对应部位剥离面缝合在一起，注意对缝阴道黏膜下筋膜。同时，

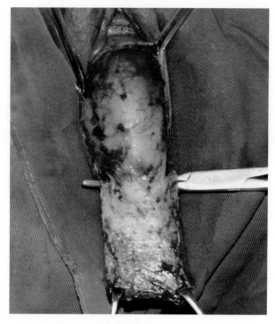

图 12-2　去除阴道前壁矩形黏膜

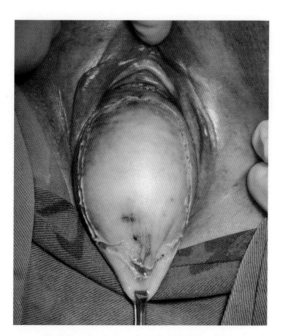

图 12-1　阴道前壁打水垫，标记切除阴道上皮边界

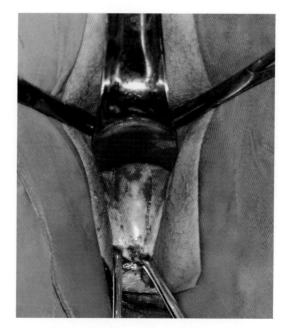

图 12-3　阴道后壁打水垫，标记切除阴道上皮边界

同步 0 号肠线分别对缝前、后壁左右两侧切缘（图 12-7）。最终形成一纵行阴道中隔，形成支撑。同时两侧各形成一条 1 cm 腔隙，可引流宫颈或阴道的分泌物（图 12-8、12-9）。会阴修补术后外观如图 12-10、12-11 所示。

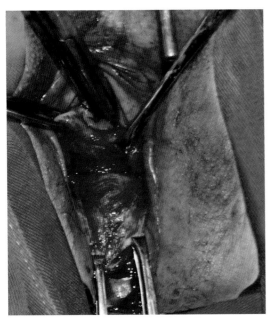

图 12-4　去除阴道后壁矩形黏膜

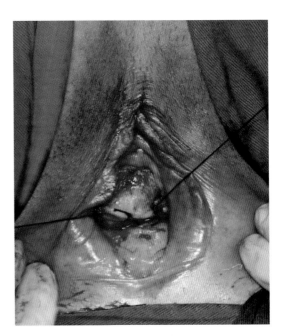

图 12-6　关闭阴道顶端

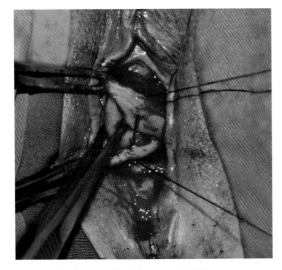

图 12-5　缝合前、后壁矩形切口上缘黏膜

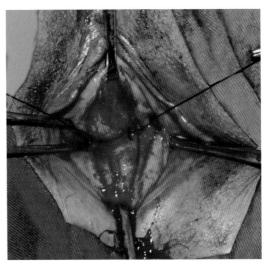

图 12-7　对缝阴道前、后壁剥离面和两侧黏膜，形成两侧腔隙

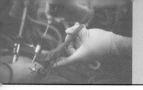

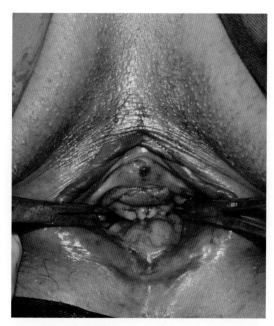

图 12-8　两侧形成腔隙

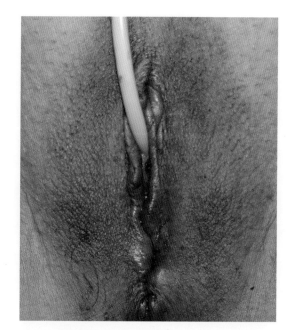

图 12-10　会阴修补术后外阴

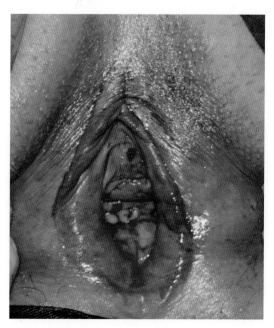

图 12-9　完成阴道部分封闭

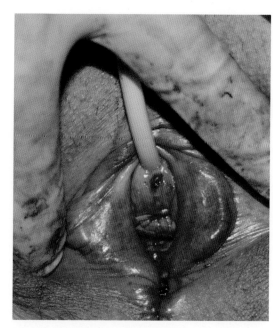

图 12-11　会阴修补术后阴道口

2．手术技巧

（1）阴道黏膜去除的手术技巧：为简单有效地去除阴道黏膜，减少膀胱和直肠损伤的概率，建议在切除前于阴道黏膜下打水垫。打水垫的技巧：可在打水垫前用手抓持住脱出的阴道前、后壁组织，并捏挤阴道黏膜形成黏膜皱褶，使脱垂的膀胱或直肠远离阴道黏膜。再在阴道黏膜皱褶下打水垫，打水前感觉注射器针头可在黏膜下滑动，并且注水后前壁或后壁均匀性隆起，黏膜保持红润而并不变白，表示打水垫位置正确。打水垫后，切开阴道黏膜至水垫部位，然后进行锐、钝性分离，如层次正确，分离容易、出血少。由于阴道后壁自身的解剖结构特点，加之大多数患者有分娩时会阴裂伤，因此，会阴体部的阴道后壁黏膜与其下筋膜间层次大多不易分离，而阴道后壁中上段则层次清晰、易于分离。因此，对于阴道后壁黏膜的去除，打水垫后，可在阴道中上段易找到解剖层次的区域入手，再向下游离，切除黏膜组织。

阴道前、后壁矩形黏膜去除的宽度需根据脱垂程度决定。两侧切口距处女膜缘内 1 cm，从而保证两侧形成纵行引流腔隙，便于引流通畅。

（2）阴道中隔形成的手术技巧：阴道中隔的形成过程中，在对缝阴道前、后壁剥离面时，一定要注意左右对称、前后相映。如前、后壁膨出较重，可间断水平褥式缝合，适当缩减膨出面积，但最好不要采用荷包缝合的方法，这样可保持阴道的长度。对于前、后壁脱垂程度及长度不一致的患者，可以通过上述方法进行调整，同时对缝过程中注意根据前、后壁的长度均匀对称地调整每行缝合的行间距。要用不可吸收 4 号丝线缝合较为结实的阴道黏膜下筋膜组织。同时，同步一行行缝合两侧阴道前、后壁切缘，以形成两侧的引流通道。术后可于两侧引流通道留置碘仿纱条，可起到压迫止血、局部抗炎和减少引流通道粘连致引流不畅的问题。

（3）减少复发的手术技巧——会阴体修补术：文献报道阴道部分封闭术的复发率很低，为 0 ~ 9%。我们的病例术后随访显示目前无复发病例。有学者认为会阴体修补术，尤其是高位的肛提肌折叠缝合会阴体修补术，缩窄了生殖裂孔的孔径，并且可以增强对盆底的支撑，从而减少复发。但是高位会阴体修补可能引起患者术后会阴部疼痛，影响下肢活动。

（4）术后尿失禁的预防：Hanson[9] 对 Le Fort 阴道半封闭术进行文献回顾后发现，术后新发及加重尿失禁比率为 7%（22/288）。目前关于阴道封闭术后尿失禁的发生机制可能为：①由于脱垂掩盖的隐匿性压力性尿失禁，在解剖复位后出现。②由于阴道封闭术中缝合阴道前、后壁，造成尿道向直肠方向牵拉所致。

对于术后尿失禁的预防，文献回顾及我们的经验是可采取以下措施：①在尿道口内至少 1.5cm 游离阴道前壁黏膜，减少对尿道向下的牵拉。我们的经验是手术中游离阴道前壁黏膜时，注意保留尿道口内 3 cm 阴道黏膜，以减少对尿道的牵拉造成的术后尿失禁；同时为术后重度压力性尿失禁患者保留行抗尿失禁手术的空间。②行肛提肌缝合和扩大的会阴体修补术。扩大的会阴体修补术不仅可以减少术后的复发，而且可以增加对阴道前壁的支撑作用，可能对排尿症状的改善起促进作用。③同时进行抗尿失禁手术 [7,10]。术前有压力性尿失禁，排除逼尿肌收缩无力可同时行抗尿失禁手术。

（5）是否同时切除子宫：阴道部分封闭术同时切除子宫，我们的目的是为了避免今后子宫颈和宫体发生病变如子宫内膜息肉、子宫内膜癌、子宫积脓和宫颈病变时无法经阴道做相关检查的麻烦。如保留子宫，为减少这些并发症的发生，早期的研究主要采用术中行宫颈管扩张、子宫内膜诊刮、宫颈锥切或宫颈切除等手术方法的改进来实现[7]。然而随着生活质量的不断提高，人们的预期寿命不断延长，保留子宫的阴道部分封闭术可能的远期并发症仍让人担忧。目前随着麻醉技术的进步和抗生素的不断研发，切除子宫的围术期病率越来越低，也逐渐被接受并开展。我们的经验是对于老年患者一定要进行充分的术前评估和麻醉评估，对合并症多、手术耐受差、预期寿命短的患者建议保留子宫，以减少手术风险和围术期并发症发生。而对手术和麻醉耐受好、预期寿命长的患者则建议尽量切除子宫。

（二）阴道完全封闭术

1. 手术步骤

（1）去除阴道前、后壁全部黏膜：首先在近处女膜处做环形切口（图12-12），分离阴道前、后壁黏膜至阴道断端，切除全长阴道黏膜（图12-13、12-14）。

（2）荷包缝合阴道剥离面，复位脱垂组织。自脱垂最远处行荷包缝合（图12-15），收紧荷包，复位最远端脱垂组织。由此自外向内逐个荷包缝合，逐步复位脱垂组织，封闭阴道前、后壁。对于阴道直径过宽，不适合荷包缝合者，可采用间断横行缝合，封闭阴道（图12-16）。

（3）缝合阴道黏膜切缘，封闭阴道。最终0号肠线连续或间断缝合处女膜内侧阴道黏膜边缘，完成阴道封闭（图12-17）。

2. 手术技巧

（1）阴道黏膜去除的手术技巧：可在阴道后壁和前壁中线做纵行切口，将阴道黏膜分成4个象限，有利于阴道黏膜的切除。同样建议阴道黏膜下打水垫。具体技巧见阴道部分封闭术。

（2）术后尿失禁的预防：在尿道膀胱连接部要给予一定的支持，无论是Kelly折叠缝合还是耻骨阴道悬吊术，可抵抗封闭后后壁对尿道向下的牵拉。

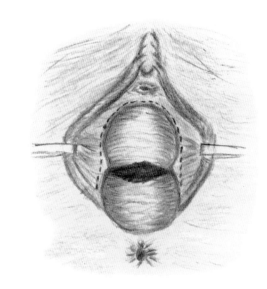

图12-12　环绕处女膜缘内侧做环形切口

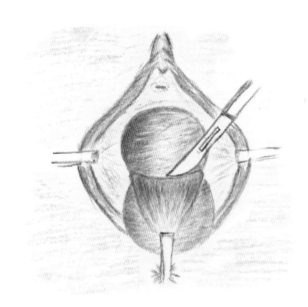

图12-13　切除阴道前壁黏膜

六、术中注意事项

1. 阴道部分封闭术手术切口选择

阴道前、后壁远端黏膜切口下界最好选择在膀胱尿道连接处之上，前壁距尿道口和后壁距处女膜上3 cm。这样可以避免术后发生膀胱尿道刺

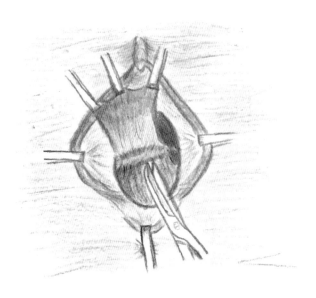

图 12-14　切除阴道后壁黏膜

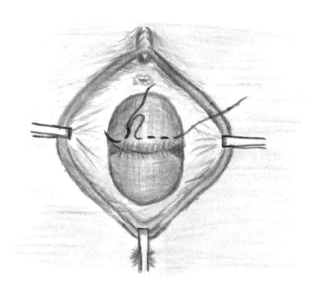

图 12-16　间断横行缝合关闭阴道

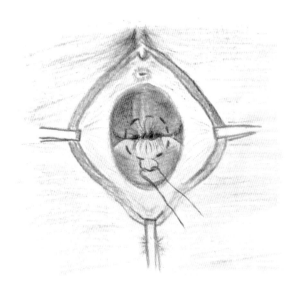

图 12-15　荷包缝合闭合阴道

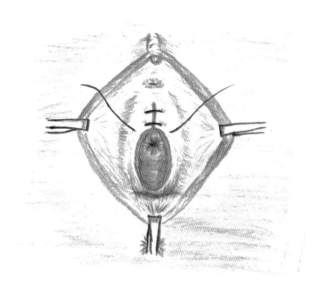

图 12-17　缝合阴道口黏膜

激症状。如果术后新发压力性尿失禁需要手术治疗时，可以顺利地做尿道中段悬吊带手术；如患者同时伴有陈旧性会阴裂伤，可以做会阴修补术。

2. 前、中、后盆腔器官脱垂程度不同也可选择阴道部分封闭术

过去认为阴道封闭术最适用于阴道完全脱出，

前、后壁等长者[11]。在临床上最常见的情况是前盆腔脱垂重度[12]、中盆腔和后盆腔脱垂中或轻度。我们体会这部分患者也可做阴道封闭术。术中阴道前壁剥离面可宽于后壁，先在阴道前壁剥离面行膀胱筋膜横褥式缝合，使阴道前、后壁黏膜创面宽度对称后再继续做封闭术，这类病情的病例术

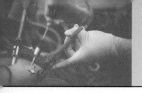

后随访手术效果好。相反，对于临床上少见的后盆腔脱垂严重，中、前盆腔脱垂程度相对轻的情况，目前尚无经验。

七、术后注意事项

1. 如术后阴道内放置碘仿纱条，术后出院前一定要取出。若需要保留，一定告知患者 2 周内来医院取出。

2. 术后避免坐浴 1 个月。

3. 术后避免提重物（3kg 以上）3 个月。

4. 术后 2 个月及每半年门诊复查。

八、术后并发症的处理和预防

该手术简单、易掌握，仔细操作一般不会发生术中副损伤。

（一）术后静脉血栓预防

除术后尽早翻身、活动外，我们常规对高龄、有静脉血栓发生高危因素者（如高血压、糖尿病、高血脂、肥胖、血栓病史、术前 D-dimer 值高者），酌情术后 24～48 h 给予低分子肝素抗凝治疗至出院。

（二）术后宫腔积脓

术后宫腔积脓发生在保留子宫的阴道部分封闭术后，是一种很少见的并发症，主要是由于双侧阴道腔隙引流不畅所致。首先，术中双侧阴道引流腔隙直径应在 1～2 cm，在切除阴道前、后壁黏膜时，两侧要保留约 1.5 cm 宽度的阴道前、后壁黏膜，以便形成通畅的引流腔隙。另外，Ridley[13]等在两侧引流腔隙内缝合固定 18 号 Folly 尿管，术后 8 天拔出，可以减少引流通道的粘连。我们

的经验是在两侧的阴道腔隙内填塞碘仿纱条，同样可以减少局部粘连的形成。

如果发生宫腔积脓，首先要应用有效的抗生素。Shayya[14] 等报道采取介入影像学引导下宫腔积脓穿刺及双侧引流通道扩张引流冲洗保守治疗方法取得成功。另外，也可以行子宫切除术，但有发生手术并发症的风险。

九、手术经验荟萃

1. 首先要严格掌握手术适应证，避免术后患者后悔

由于阴道封闭术改变了正常的阴道解剖，术后无法性生活。因此，阴道封闭术只适用于老年、无性生活要求的女性。

为避免或减少术后后悔的发生，我们的经验是：门诊将盆腔器官脱垂相关手术术式及利弊以书面形式发放给患者，嘱患者回家后与家人共同商讨决定手术方式；门诊复诊时，再次询问患者配偶情况及性生活情况，与患者再次沟通，确定手术方式；术前，要求患者丈夫与患者本人共同签署手术同意书，对于丧偶的患者需再次确定无再婚要求。这样通过多层次的沟通和确认，可以明显减少术后后悔的发生。

2. 术前充分评估，决定子宫的去留

随着生活质量的提高，老年患者的预期生存时间明显延长。行阴道封闭术时，如果保留子宫，术后将造成异常阴道出血检查的困难，成为临床的棘手问题。我们的临床经验是，经过充分的术前评估，绝大多数患者能够耐受子宫切除手术。对于年老体迈、内科合并症多、手术和麻醉耐受性差、预期寿命较短的患者，则不建议切除子宫，以保证手术的安全。

3. 保留尿道口内 3 cm 阴道黏膜，减少术后尿

失禁的发生，并为术后隐匿性尿失禁预留治疗空间

保留尿道口内 3cm 阴道黏膜，可以减少封闭术后阴道后壁对尿道的牵拉造成的尿失禁。同时，如果术后发生隐匿性压力性尿失禁，也为再次的抗尿失禁手术预留出操作的空间。

4. 前、后壁膨出不一致，并不是阴道封闭术的禁忌

既往文献报道，阴道封闭术主要用于阴道前、后壁完全脱垂的患者。但临床观察发现，大多数盆腔器官脱垂患者为阴道前壁重度膨出，而后壁为轻度膨出，前、后壁膨出并不一致。这种情况并不是阴道封闭术的禁忌。对于膨出严重的阴道壁，可采用水平褥式缝合缩减膨出面积，以调整前、后壁的不一致。同时，在缝合封闭阴道前、后壁时，要注意根据前、后壁长度的差异，均匀适度地调整封闭缝合的行间距，均能顺利完成阴道封闭术。

5. 尽量保留阴道的长度，减少复发

如切除子宫，在宫颈外口上 0.5 ~ 1 cm 切开阴道黏膜，以尽量保留阴道前、后壁的长度，从而增加封闭阴道的长度，减少复发的发生。

阴道封闭术手术录相，请扫描二维码观看

阴道封闭术＋会阴体修补术手术录相，请扫描二维码观看

（朱馥丽　韩劲松）

参考文献

[1] Geradin R. Memoire presente a la societe medicale de Metz en 1823. Arch Gen Med, 1825, 8:1825.

[2] Neugebauer JA.Einige worte uber die mediane vaginal-nahtals mittel zur beseitgung des gebarmuttervorfalls. Zentralbl Gynaekol, 1881, 5:3-8.

[3] LeFort L. Nouveau procede pour la guerison du prolapsus uterin. Bull Gen Ther, 1877, 92:237.

[4] FitzGerald MP, Richter HE, Siddique S, et al. Colpocleisis: a review. Int Urogynecol J, 2006，17(3):261-271.

[5] Holley RL, Varner RE, Gleason BP, et al. Sexual function after sacrospinous ligament fixation for vaginal vault prolapse. J Reprod Med, 1996, 41:355.

[6] Hullfish KL, Bovbjerg VE, Steers WD. Colpocleisis for pelvic organ prolapse: patient goals, quality of life and satisfaction. Obstet Gynecol, 2007, 110(2 Pt 1):341-345.

[7] Fitzgerald MP, Richter HE, Bradley CS, et al. Pelvic support, pelvic symptoms, and patient satisfaction after colpocleisis. Int Urogynecol J Pelvic Floor Dysfunct, 2008, 19(12):1603-1609.

[8] Goodall JR, Power RMH. A modification of the Le Fort operation for increasing its scope. Am J Obstet Gynecol, 1937, 34:968-976.

[9] Hanson GE, Keettel WC .The Neugebauer Le Fort operation (a review of 288 colpocleisis). Obstet Gyneco, 1969, 134:352-357.

[10] FitzGerald MP, Brubaker L.Colpocleisis and urinary incontinence. Am J Obstet Gynecol, 2003, 189(5):1241-1244.

[11] 苏应宽，刘新民 . 妇产科手术学 . 北京：人民卫生出版社，1973，244-246.

[12] 游珂，韩劲松，顾方颖，等 . 传统阴式手术治疗盆腔脏器脱垂术后疗效研究 . 中国微创外科杂志，2007，7：1192-1194.

[13] Ridley JH. Evaluation of the colpocleisis operation: a report of fifty-eight cases. Am J Obstet Gynecol, 1972, 113:1114-1119.

[14] Shayya RF, Weinstein MM, Lukacz ES. Pyometra After Le Fort Colpocleisis Resolved With Interventional Radiology Drainage. OBSTETRICS & GYNECOLOGY, 2009, 113, 566-568.

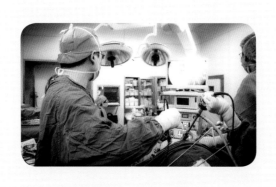

第十三章

磁共振成像在女性盆腔器官脱垂
评估及随访中的应用

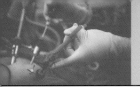

盆腔器官脱垂（pelvic organ prolapse，POP）是指盆腔器官和与其相邻的阴道壁突入阴道或从阴道脱出，是一种常见的盆底功能障碍性疾病（pelvic floor dysfunction，PFD）。盆腔器官脱垂的发病率为6%~8.27%[1-2]，严重影响妇女的生活质量。11.1%的女性因盆底缺陷需接受手术治疗[3]，但再手术率为17%[4]。这归咎于缺乏对女性盆腔全面的术前评估，以及对盆底功能障碍的诊断和分期不当[5]。盆底重建手术方式的选择依赖于对脱垂涉及的盆底腔室的准确识别[6]。术中遗漏盆腔任何部位的缺陷都可能会导致手术失败和术后复发[7]。因此，治疗前首先应全面评估其症状的严重程度和脱垂的程度。对无症状或症状轻的脱垂妇女，建议症状与脱垂相关时才需治疗[8]。

临床检查是评估盆腔器官脱垂的首要检查手段。患者采用膀胱截石位，双足放在脚蹬上，向下屏气用力，当脱垂达最大程度时进行评估。目前多采用国际尿控协会（International Continence Society，ICS）推荐的盆腔器官脱垂量化分期法（pelvic organ prolapse quantification，POP-Q）[9]评价脱垂程度。妇科检查仅能观察到膨出的阴道黏膜表面，准确辨别哪个器官膨出到阴道内是困难的。而影像学检查可确定盆腔器官脱垂的类型[5]。评估女性盆底缺陷的影像学手段包括：X线透视下排粪造影（fluoroscopic defecography）、超声（ultrasonography）、磁共振成像（magnetic resonance imaging，MRI）等。X线透视下排粪造影的优点是能进行排便的动态观察，阴道-膀胱-排粪造影能对膀胱尿道和肛管直肠功能性疾病作出准确诊断；缺点是属于有创检查，辐射剂量较大，无法直观地显示盆底的肌肉及各器官之间的关系[7]。超声检查的优点是无创、无辐射，能直观、动态地评价器官移动；缺点是其分辨率随组织深度的增加而减低[7]。MRI有如下优势：①无电离辐射；②高分辨率、高对比度的软组织显影能提

供盆底组织的解剖细节，多层面成像能通过一次非侵入性检查评估全部的盆腔器官[7]；③可通过盆底静态、动态成像评估盆底器官的运动和关系。静态MRI主要用来观察盆腔器官支持系统的组成部分[10]，动态MRI主要用于评估盆底松弛和盆腔器官下降[6-7]。联合动、静态MRI评估盆腔器官脱垂，可提供更全面的诊断，识别位点特异性的结构缺陷，对评估多腔室缺陷更准确[7]。

一、MRI技术

（一）两种不同体位的MRI检查

患者可仰卧在一个封闭式磁体系统或坐在一个开放式磁体系统中进行检查。开放式磁体系统允许患者直立地进行图像采集，其优点是采取正常生理排便体位检查，能最大限度地发现盆底薄弱的证据[11]。但Bertschinger等[12]研究表明，两种体位的检查结果差异无明显临床意义。更多研究者采用高磁场仰卧位的盆底动态MRI。

（二）盆底MRI检查前准备

盆底动态MRI检查旨在模拟正常排便过程，更准确地评估盆底缺陷。多数研究者建议直肠内灌入对比剂[13]。根据检查者的需要，也可在阴道内灌入对比剂。不同研究者使用了不同的填充介质[14]，如超声耦合剂、生理盐水、空气等。为了更好地评估前、中盆腔的功能障碍，膀胱需保持半充盈状态。盆底MRI无须口服或静脉注射对比剂，检查前也不需肠道准备。

（三）盆底MRI检查序列

盆底MRI检查一般采用静态、动态序列对盆底进行形态及功能评价。Colaiacomo等[14]总结文献推荐用大视窗快速T1加权序列定位，在获得的图

像中识别正中矢状位。图像中应包括耻骨、膀胱颈、阴道、直肠和尾骨。显示盆腔解剖和肌肉缺陷多用 T2 加权薄截面序列 [重复时间（msec）/ 回波时间（msec），3700/102，23 cm×23 cm 视窗，384×224 矩阵，层厚 5 mm，成像时间（3~4 min）]，在轴位、矢状位和冠状位分别成像。动态成像多用真实稳态快速成像序列进行（4.8/2.4，40 cm×40 cm 视窗，224×288 矩阵，8 mm 层厚），在正中矢状位上成像，在做缩肛运动、模拟排便的过程中每秒扫描一次获得盆底动态磁共振电影。

二、MRI 评估盆腔器官脱垂

（一）MRI 评估脱垂程度

目前 MRI 对盆腔器官脱垂程度尚无统一的诊断标准。多数研究者应用动态 MRI，当患者屏气用力或排便使盆腔器官下降达到最大程度时，在正中矢状位上使用骨性标志线来测量盆腔器官脱垂的程度[15]。常用的参考线及其诊断标准如下（图 13-1）。

1．PCL 及诊断标准

耻骨尾骨线（pubococcygeal line，PCL）最初

由 Yang 等[6] 提出，是从耻骨联合下缘至最后一节尾骨关节的连线，代表肛提肌平面水平。以 PCL 为参考线，盆腔器官脱垂的诊断标准见表 13-1[16]。相似的，耻骨骶骨线（pubosacral line，PSL）[17] 是从耻骨联合下缘到骶骨（S5）前端的连线，用于反映后盆腔肛提肌吊床的插入点。最终，骶尾关节[18] 或骶尾关节的前缘[19] 成了 SCIPP（sacrococcygeal inferior–pubic point line，SCIPP）线的参考点，该参考线于 1969 年由 Noll LE[20] 等提出，用于尿道 - 膀胱 - 排粪造影。

2．MPL 及诊断标准

由于盆腔器官脱垂的临床分期使用处女膜缘为参考线，而 MRI 使用 PCL 做参考线，使这两种检查的结果很难一致。为找到一种可在 MRI 和妇科检查时均能被应用的参考线，Singh 等[22] 首次提出了 MPL（mid-pubic line），MPL 是在正中矢状位上沿耻骨长轴绘制，其与妇科检查时所用的处女膜缘水平相一致。以 MPL 为参考线的盆腔器官脱垂的诊断标准见表 13-1[16]。

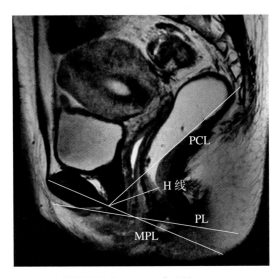

图 13-1　4 个最常用的盆底 MRI 参考线

表 13-1　以 PCL、MPL 为参考线的 MRI 诊断标准[16]

分期	诊断标准
PCL	
0	盆腔器官在PCL以上
1	盆腔器官下降至PCL下＜3 cm
2	盆腔器官下降至PCL下3~6 cm
3	盆腔器官下降至PCL下＞6 cm
4	盆腔器官完全脱出
MPL	
0	无盆腔器官下降
1	盆腔器官下降至MPL上＞1 cm
2	盆腔器官下降至MPL上、下1 cm之间
3	盆腔器官下降至MPL下＞1 cm，但＜阴道总长度–2 cm
4	盆腔器官下降至MPL下＞阴道总长度–2 cm，至完全脱出

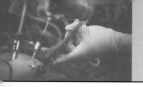

3．HMO 分度系统

Comiter 等[7] 提出了"HMO"分度系统。"H线"是耻骨联合下缘到直肠肛管连接处直肠后壁的连线，代表肛提肌裂孔的宽度，也是测量器官脱垂程度的参考线。"M线"是直肠肛管处直肠后壁到 PCL 的距离，代表肛提肌下降的程度。"O"代表器官脱垂（organ prolapse）。研究[15] 认为，使用 H 线比 PCL 对脱垂的诊断更具有临床相关性，因其更接近处女膜。另外，HMO 系统在盆腔器官脱垂和盆底松弛上能使用一致的定义、区分和分度[21]（表 13-2、13-3）。

表 13-2　HMO 系统诊断盆底松弛分度标准[21]

分度	裂孔增大（cm）	盆底下降（cm）
0（正常）	<6	0～2
1（轻度）	6～8	2～4
2（中度）	8～10	4～6
3（重度）	≥10	≥6

注：盆底松弛的诊断包括两个组成部分：裂孔增大和盆底下降。最大应力状态下在MR正中矢状位上测量。

表 13-3　HMO 系统诊断盆腔器官脱垂分度标准[21]

分度	器官相对于H线的位置*
0（正常）	线上
1（轻度）	线下0～2 cm
2（中度）	线下2～4 cm
3（重度）	线下≥4 cm

*最大应力状态下在MR正中矢状位上测量。4度为重度膀胱尿道膨出。

4．会阴线 (perineal line，PL)

"会阴线"系统的引入是为了更近似地模拟临床上使用的 POP-Q 分期系统。Fauconnier A[23] 等认识到 POP-Q 和 MPL 系统在测量上的差异根源在于做 Valsalva 动作的过程中，处女膜环（临床检查的参考线）随会阴体结构移动。为了解决这个问题，他们使用了一个新的参考线会阴线，即耻骨联合下缘到肛门外括约肌末端的切线。

5．PICS 线

由于现有的参考线系统存在缺陷：在斜行参考线系统中，器官到参考线的距离受器官位置的前后影响；相比骨性参考线，软组织参考线可能会低估器官的移动度；设计在休息和应力状态下进行 MRI 扫描的系统，受骨盆倾斜角度个体差异的影响。Betschart 等[24] 于 2013 年提出骨盆倾斜校正系统（Pelvic Inclination Correction System，PICS），它基于骨性结构和体轴，该系统能校正由骨盆倾斜度、休息或应力状态带来的变化，并能在器官脱垂的方向上对器官的位移进行标准化测量。PICS 基于体轴的垂线，并能根据骨盆倾斜度的变化而调整。

（二）MRI 评估盆底支持结构

盆底支持结构是由肌肉和盆腔内筋膜构成的复杂结构。肛提肌的 3 个组成部分（耻骨尾骨肌、髂骨尾骨肌、坐骨尾骨肌）已在 MRI 上得到证实[25]。MRI 可测量肌肉厚度和体积，正常女性的耻骨直肠肌平均厚度为 4.9～6.5 mm[10]，肌肉的厚度变薄、体积减小提示肛提肌薄弱或损伤。盆膈裂孔的面积也可在 MRI 上测量。Goh 等[26] 研究得出，休息时正常盆膈裂孔的面积为 2006 mm²，屏气用力时为 2783 mm²。盆底裂孔的增大提示盆底软弱无力。盆腔内筋膜是一层结缔组织，将子宫和阴道固定在骨盆侧壁上[27]。尽管筋膜在 MRI 上不能直接显示，但可从盆腔器官病理运动过程的动态 MRI 间接评估盆腔内筋膜的缺陷[21]。如膀胱下降或膀胱膨出，提示盆腔内筋膜前部（耻骨宫颈筋膜）撕裂[27]；如直肠前壁膨出，提示盆腔内筋膜后部（直肠阴道筋膜）撕裂[13]。

DeLancey 将盆腔内筋膜支持结构分为三个水平（图 13-2）：水平Ⅰ，阴道上 1/3 和宫颈；水平Ⅱ，阴道中 1/3；水平Ⅲ，阴道下 1/3[28]。

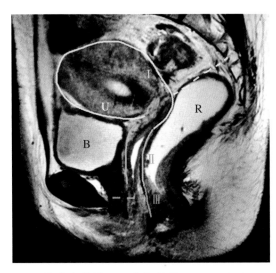

图 13-2 盆腔内筋膜。正中矢状位 FSE T2- 加权 MRI 图像上显示了膀胱（bladder=B）、子宫（uterus=U）和直肠（rectum =R）。图中从高到低标出了盆腔内筋膜的三个水平：水平 I（黄色实线标出）将子宫和阴道上段悬吊于子宫骶韧带和侧盆壁上。水平 II（绿色弯线）支撑膀胱后壁和阴道中段。水平 III（粉色弯线）支撑尿道和阴道下段。阴道前壁下段与尿道后壁融合，其间没有筋膜分隔。黄色虚线和粉色虚线分别为子宫骶韧带及附着于耻骨并与侧盆壁盆筋膜弓（ATLA）融合的盆内筋膜的投影，两者均自中线向两侧发挥支撑作用[29]

I 水平盆腔内筋膜将阴道顶端悬吊于子宫骶韧带和坐骨棘上（图 13-2）。在轴位平面上，阴道上段呈平直的或弯曲的，取决于直肠内容物的多少（图 13-3）。阴道分娩、慢性腹压增加、胶原代谢异常是筋膜撕裂的主要原因。96% 的经产妇发现有盆筋膜腱弓后方在坐骨棘附着处的撕裂[30]。当阴道上段从子宫骶韧带游离（常见于子宫切除术后），I 水平筋膜支撑的损伤在 MRI 上表现为轴位像阴道顶端两侧下移形成"v 形肩章"征（the "chevron" sign）（图 13-3）[29]。

II 水平的盆腔内筋膜于两侧直接融合入盆筋膜腱弓，呈吊床样支撑阴道中段（图 13-2）；使阴道在轴位图像上形成典型的 H 形。II 水平的盆腔内筋膜同样支撑膀胱后壁，使其在轴位图像上膀胱后壁呈现平直的状态（图 13-3a）[29]。

II 水平的盆腔内筋膜包括耻骨宫颈筋膜和直肠阴道筋膜，经常会发生侧旁和中央断裂。当发生侧旁的筋膜断裂时，会引起一侧或双侧膀胱后壁向后下垂，在 MRI 上表现为"鞍囊"征

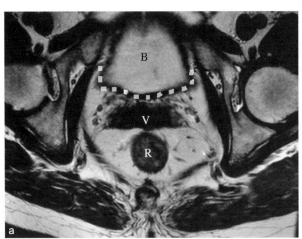

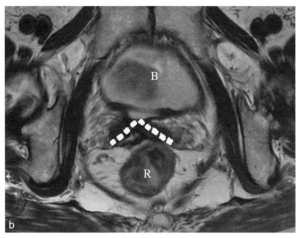

图 13-3 I 水平正常筋膜支持及筋膜损伤的图像。a. 轴位 FSE T2- 加权 MRI 图像，图中显示正常 I 水平筋膜对阴道上段的支持，上段阴道呈轻微弯曲围绕在直肠前壁周围。同时，显示了正常 II 水平筋膜对膀胱后壁的支持（弯曲的虚线）。水平 I 和水平 II 盆腔内筋膜的关系随膀胱充盈和子宫的存在而改变。b. 一位子宫切除术后患阴道穹窿膨出的女性的轴位 FSE T2- 加权 MRI 图像，图中显示了失去支持的阴道上段呈一种典型的扭曲形态，称为"v 形肩章"征（成角的虚线）。V = vagina，阴道；B = bladder，膀胱；R = rectum，直肠

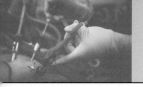

女性盆腔器官脱垂手术治疗学

（the "saddlebag" sign）（图 13-4a）。Ⅱ 水平的旁缺陷合并耻骨直肠肌损伤时，会引起阴道侧壁扭曲，在 MRI 上表现为一侧或双侧的阴道后壁或侧壁下垂（图 13-4b）。这种联合缺陷会增加阴道膨出的发病率[31]。

Ⅱ 水平后中央的缺陷（直肠膀胱筋膜）会导致直肠和阴道间出现缺口，腹膜肠管或脂肪可以从这里疝出，形成腹膜疝或小肠疝（图 13-5）。用力时，

直肠阴道筋膜的撕裂会引起直肠前壁向阴道后壁的膨出（直肠膨出），同样，如耻骨宫颈筋膜的撕裂会引起膀胱后壁向阴道前壁的膨出（膀胱膨出）[29]。

Ⅲ 水平的筋膜与下 1/3 阴道和尿生殖膈下筋膜融合。尿道悬吊韧带也是 Ⅲ 水平盆内筋膜的一部分（图 13-6a）。Ⅲ 水平缺陷在 MRI 图像上表现为尿道悬吊韧带断裂或完全消失，耻骨与尿道之间的耻骨后间隙（Retzius 间隙）增大，称为"下垂胡子"征

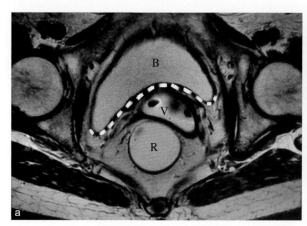
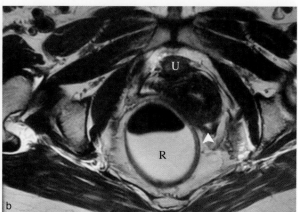

图 13-4　Ⅱ 水平阴道旁缺陷。患者的直肠及阴道均填充超声耦合剂。a. 一位患尿失禁的多产妇女的轴位 FSE T2- 加权 MRI 图像，图中显示双侧膀胱后壁（虚线）失去支撑，这个表现称为"鞍囊"征。b. 一位患有压力性尿失禁和生殖器官脱垂的女性的轴位 FSE T2- 加权 MRI 图像，图中显示由于筋膜断裂和肌肉损伤所致的阴道扭曲（无尾箭头）。V = vagina，阴道；B=bladder，膀胱；R=rectum，直肠；U=urethra，尿道

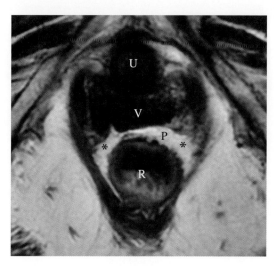

图 13-5　Ⅱ 水平中央缺陷。一位患排便梗阻综合征的女性的轴位 FSE T2- 加权 MRI 图像，图中显示由于直肠阴道筋膜断裂导致的阴道上 1/3 后方的腹膜脂肪疝（＊所示）。V = vagina，阴道；R=rectum，直肠；U=urethra，尿道；P=peritoneocele，腹膜疝

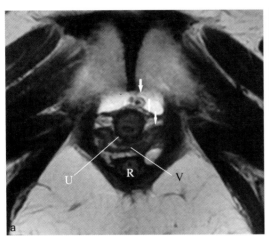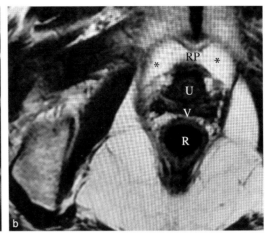

图 13-6　正常与损伤的Ⅲ水平筋膜。a.正常的Ⅲ水平筋膜支撑。轴位 FSE T2- 加权 MRI 图像从前至后显示了耻骨尿道支持韧带、尿道周围支持韧带、尿道旁支持韧带（白色箭头）。盆筋膜腱弓将阴道下段锚定在耻骨上，以此支撑尿道。尿道呈典型的靶样外观，外括约肌呈薄的低信号，内括约肌呈厚的低信号，最内层黏膜呈高信号。b.一位压力性尿失禁女性的轴位 FSE T2- 加权 MRI 图像，图中显示尿道支持韧带缺失（完全断裂所致）致耻骨后间隙（retropubic space，RP；＊）增大，呈现典型的"下垂胡子"征。需要注意的是，尿道和末段阴道之间不会发生筋膜缺陷，因为在这个水平上两者的肌肉层互相融合。V = vagina，阴道；R = rectum，直肠；U = urethra，尿道

（the "drooping mustache" sign）[32]。

（三）MRI 评估与临床检查的相关性

　　PCL 为目前最常用的 MRI 参考线。Gousse 等[33]认为，与临床分期相比，以 PCL 为参考线的 MRI 能准确地对前、中盆腔的脱垂做出诊断，但对后盆腔不适用。而 Lienemann 等[34]认为，PCL 只对前盆腔脱垂程度评估有临床意义。Singh 等[22]提出了 MPL 与妇科检查时所用的处女膜缘水平相一致，但其 MRI 结果和 POP-Q 结果仅有中度一致性。Lienemann 等[34]认为，MPL 仅对后盆腔的评估有临床意义。而 Woodfield 等[16]认为，PCL、MPL 做参考线的 MRI 分期与临床分期的一致性都不令人满意，但 MPL 优于 PCL。2007 年，Fauconnier 等[23]提出一条新的参考线即会阴线（PL），会阴体所在直线理论上与处女膜缘也具有一致性；然而，MRI 结果和 POP-Q 结果仅具有微弱的一致性。Lakeman

等[35]研究表明，在盆腔器官脱垂的患者中，评价前、中盆腔时用 PL 做参考线与 POP-Q 分期的相关性高，评价后盆腔时用 PCL、H 线做参考线的相关性高；在仅有症状而无脱垂的患者，评价后盆腔用 MPL 做参考线时的相关性高，但评价前、中盆腔时 4 条参考线的相关性都低。与临床分期相比，没有一条参考线能在前、中、后盆腔都具有良好的相关性。此外，Fauconnier 等[23]研究比较了 MRI 与 POP-Q 所用的解剖标志相对应的参考点的相关性，结果表明在评价前、中盆腔时，二者具有很好的相关性，而对于后盆腔则无意义。相似的，Kasturi 等[36]研究表明，Aa 点和膀胱膨出具有高度相关性，Ba 点和膀胱膨出无相关性，Ap 点和直肠膨出、Bp 点和肠膨出及 C 点与子宫脱垂均具有中度相关性。

　　Gousse 等[33]对 100 例女性（65 例患盆腔器官脱垂，35 例未患盆腔器官脱垂）的体格检查、MRI 及术中发现的数据进行研究得出，评估膀胱膨出，

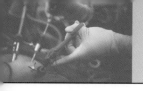
MRI 的敏感性为 100%，特异性为 83%，与术中发现相比，阳性预测值为 97%；诊断阴道顶端脱垂的敏感性为 100%，特异性为 54%，阳性预测值为 33%；诊断子宫脱垂敏感性为 83%，特异性为 100%，阳性预测值为 100%；诊断肠膨出敏感性为 87%，特异性为 80%，阳性预测值为 91%。MRI 诊断肠膨出比体格检查、排粪造影的敏感性更高，并可区分肠膨出的内容物（小肠、大肠、乙状结肠、肠系膜脂肪），与高位直肠膨出鉴别[7, 33]。

总之，尽管有大量盆底动态 MRI 的研究，但只有少数研究以标准化的方式用 MRI 和临床分期评估盆腔器官脱垂。虽然动态 MRI 是一种有前途的辅助诊断工具，但此法缺乏适当的验证。现有的研究样本量小，并且因检查和评价的标准不同而难以进行比较。有学者认为前、中盆腔的高度一致性表明，临床评估和动态 MRI 是可以互换的，但在后盆腔各方法的一致性低。这可能说明动态 MRI 在后盆腔器官脱垂的评估比临床分期更具有优势[37]。

三、MRI在盆腔器官脱垂术后的应用

术后 MRI 的作用可归结为显示盆腔解剖结构、评价手术效果、辅助并发症和脱垂复发的诊断并可能预测脱垂复发。Goodrich 等[17] 对比患者术前、术后 MRI 上盆腔解剖结构的变化发现，尽管术后肛提肌裂孔的宽度没有减少，但器官脱垂的程度明显减小了。MRI 可显示骶骨阴道固定术的固定点、观察网片的形态、评估网片的完整性[38]，这些仅通过盆腔检查是无法明确的。Siegmann 等[39] 对 15 例患者术前、术后动态 MRI 的分析证实了通过前、后入路植入聚丙烯网片能有效支持前、后盆腔的盆底结构。Schofield 等[38] 还将 MRI 用于寻找术后慢性疼痛的原因、证实可疑的网片植入继发感染和脱垂复发再次手术前的评估。但由于术后 MRI 发现的解剖缺陷与患者症状的相关性差，动态 MRI

能否预测盆腔器官脱垂的复发还需长期的随访研究[39]。

四、MRI在盆腔器官脱垂中的应用进展及展望

MRI 技术的发展使图像在三维模型上重建成为可能。MRI 三维重建技术可测量盆底肌肉的体积、厚度，观察肛提肌肌纤维的走向及每个平面中肌肉之间的联系，显示肌肉的收缩和紧张运动，提高了对盆底肌肉形态的认识。将来，盆底功能障碍的 MRI 将会从简单地显示脱垂，向识别引起脱垂的盆底软组织异常发展。三维重建和腔内成像的新技术，可提供目前标准方法无法获得的信息。对无症状志愿者和患者的 MRI 的进一步研究将有助于了解盆底正常和异常的阈值[15]。这对盆腔器官脱垂发病机制的研究、治疗方案的选择、预后评价及复发风险评估具有重要意义。

（文字：陈永康　韩劲松；图片：刘剑羽　朱汇慈）

参考文献

[1] Rortveit G, Brown JS, Thom DH, et al.Symptomatic pelvic organ prolapse: prevalence and risk factors in a population-based, racially diverse cohort. Obstet Gynecol, 2007, 109(6):1396-1403.

[2] Tegerstedt G, Maehle-Schmidt M, Nyrén O, et al. Prevalence of symptomatic pelvic organ prolapse in a Swedish population. Int Urogynecol J Pelvic Floor Dysfunct, 2005, 16(6):497-503.

[3] Olsen AL, Smith VJ, Bergstrom JO, et al.Epidemiology of surgically managed pelvic organ prolapse and urinary incontinence.Obstet Gynecol, 1997, 89(4): 501-506.

[4] Denman MA, Gregory WT, Boyles SH, et al. Reoperation rate 10 years after surgically managed pelvic organ prolapse and urinary incontinence. Am J Obstet Gynecol, 2008, 198(5):555.e1-5.

[5] Weidner AC, Low VH. Imaging studies of the pelvic floor. Obstet Gynecol Clin North Am, 1998, 25(4):826-848.

[6] Yang A, Mostwin JL, Rosenshein NB, et al. Pelvic floor descent in women: dynamic evaluation with fast MR imaging and cinematic display.Radiology, 1991, 179(1): 25-33.

[7] Comiter CV, Vasavada SP, Barbaric ZL, et al. Grading pelvic floor prolapse and pelvic floor relaxation using dynamic magnetic resonance imaging. Urology, 1999, 54(3):454-457.

[8] ACOG Committee on Practice Bulletins-Gynecology. ACOG Practice Bulletin NO.85: Pelvic organ prolapse. Obstet Gynecol, 2007, 110(3):717-729.

[9] Bump RC, Mattiasson A, Bo K, et al. The standardization of terminology of female pelvic organ prolapse and pelvic floor dysfunction. Am J Obstet Gynecol, 1996, 175(1): 10-17.

[10] Singh K, Reid WM, Berger LA. Magnetic resonance imaging of normal levator ani anatomy and function. Obstet Gynecol, 2002, 99(3):433-438.

[11] Lamb GM, de Jode MG, Gould SW, et al. Upright dynamic MR defaecating proctography in an open configuration MR system. Br J Radiol, 2000, 73(866): 152-155.

[12] Bertschinger KM, Hetzer FH, Roos JE, et al. Dynamic MR imaging of the pelvic floor performed with a patient sitting in an open-magnet unit versus with patient supine in a closed-magnet unit. Radiology, 2002, 223(2):501-508.

[13] Fielding JR. Practical MR imaging of female pelvic floor weakness. Radio Graphics, 2002, 22(2):295-304.

[14] Colaiacomo MC, Masselli G, Polettini E, et al. Dynamic MR imaging of the pelvic floor: a pictorial review. Radiographics, 2009, 29(3):e35.

[15] Pannu HK. Magnetic resonance imaging of pelvic organ prolapse. Abdom Imaging, 2002, 27(6):660-673.

[16] Woodfield CA, Hampton BS, Sung V, et al. Magnetic resonance imaging of pelvic organ prolapse: comparing pubococcygeal and midpubic lines with clinical staging. Int Urogynecol J Pelvic Floor Dysfunct, 2009, 20(6):695-701.

[17] Goodrich MA, Webb MJ, King BF, et al. Magnetic resonance imaging of pelvic floor relaxation: dynamic analysis and evaluation of patients before and after surgical repair. Obstet Gynecol, 1993, 82(6):883-891.

[18] Lienemann A, Anthuber C, Baron A, et al. Dynamic MR colpocystorectography assessing pelvic-floor descent. Eur Radiol, 1997, 7:1309-1317.

[19] Hodroff MA, Stolpen AH, Denson MA, et al. Dynamic magnetic resonance imaging of the female pelvis: the relationship with the pelvic organ prolapse quantification staging system. J Urol, 2002, 167:1353-1355.

[20] Noll LE, Hutch JA. The SCIPP line—an aid in interpreting the voiding lateral cystourethrogram. Obstet Gynecol, 1969, 33:680-689.

[21] Boyadzhyan L, Raman SS, Raz S. Role of Static and Dynamic MR Imaging in Surgical Pelvic Floor Dysfunction. RadioGraphics, 2008, 28(4):949-967.

[22] Singh K, Reid WM, Berger LA. Assessment and grading of pelvic organ prolapse by use of dynamic magnetic resonance imaging. Am J Obstet Gynecol, 2001, 185(1):71-77.

[23] Fauconnier A, Zareski E, Abichedid J, et al. Dynamic magnetic resonance imaging for grading pelvic organ prolapse according to the International Continence Society classification: Which line should be used? Neurourol Urodyn, 2008, 27(3):191-197.

[24] Betschart C, Chen L, Ashton-Miller JA, et al. On pelvic reference lines and the MR evaluation of genital prolapse: a proposal for standardization using the Pelvic Inclination Correction System. Int Urogynecol J, 2013, 24(9):1421-1428.

[25] Strohbehn K, Ellis JH, Strohbehn JA, et al. Magnetic resonance imaging of the levator ani with anatomic correlation. Obstet Gynecol, 1996, 87(2):277-285.

[26] Goh V, Halligan S, Kaplan G, et al. Dynamic MR imaging of the pelvic floor in asymptomatic subjects. Am J Roentgenol, 2000, 174(3):661-666.

[27] DeLancey JO. The anatomy of the pelvic floor. Curr Opin Obstet Gynecol, 1994, 6(4):313-316.

[28] DeLancey JO. Anatomic aspects of vaginal eversion after hysterectomy. Am J Obstet Gynecol, 1992, 166(1):1717-1724; discussion:1724–1728.

[29] Bitti GT1, Argiolas GM, Ballicu N，et al. Pelvic floor failure: MR imaging evaluation of anatomic and functional abnormalities. Radio Graphics, 2014, 34:429-448.

[30] DeLancey JO. Fascial and muscular abnormalities in women with urethral hypermobility and anterior vaginal wall prolapse. Am J Obstet Gynecol, 2002, 187(1):93-98.

[31] Huebner M, Margulies RU, DeLancey JO. Pelvic architectural distortion is associated with pelvic organ prolapse. Int Urogynecol J Pelvic Floor Dysfunct, 2008, 19(6):863–867.

[32] Huddleston HT, Dunnihoo DR, Huddleston PM, et al. Magnetic resonance imaging of defects in DeLancey's vaginal support levels I, II, and III. Am J Obstet Gynecol, 1995, 172(6):1778-1782;discussion:1782-1784.

[33] Gousse AE, Barbaric ZL, Safir MH, et al. Dynamic half

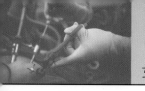

Fourier acquisition, single shot turbo spin-echo magnetic resonance imaging for evaluating the female pelvis. J Urol, 2000, 164(5):1606-1613.

[34] Lienemann A, Sprenger D, Janssen U, et al. Assessment of pelvic organ descent by use of functional cine-MRI: which reference line should be used Neurourol Urodyn, 2004, 23(1):33-37.

[35] Lakeman MM, Zijta FM, Peringa J, et al. Dynamic magnetic resonance imaging to quantify pelvic organ prolapse: reliability of assessment and correlation with clinical findings and pelvic floor symptoms. Int Urogynecol J, 2012, 23(11): 1547-1554.

[36] Kasturi S, Lowman JK, Kelvin FM, et al. Pelvic magnetic resonance imaging for assessment of the efficacy of the Prolift system for pelvic organ prolapse. Am J Obstet Gynecol, 2010, 203(5): 504.el-5.

[37] Broekhuis SR, Fütterer JJ, Barentsz JO, et al. A systematic review of clinical studies on dynamic magnetic resonance imaging of pelvic organ prolapse: the use of reference lines and anatomical landmarks. Int Urogynecol J Pelvic Floor Dysfunct, 2009, 20(6): 721-729.

[38] Schofield ML, Higgs P, Hawnaur JM. MRI findings following laparoscopic sacrocolpopexy. Clin Radiol, 2005, 60(3): 333-339.

[39] Siegmann KC, Reisenauer C, Speck S, et al. Dynamic magnetic resonance imaging for assessment of minimally invasive pelvic floor reconstruction with polypropylene implant. Eur J Radiol, 2011, 80(2): 182-187.

附：应用动态磁共振成像对盆底修复
手术术前和术后的观察

一、经阴道网片添加的阴道前壁修补术

病例（一）：

患者，74 岁，发现阴道脱出物 5 年，伴排尿

困难、尿不尽感、压力性尿失禁。孕 4 产 2，阴道顺产 2 次，新生儿出生体重最大为 3000g。妇科检查可见下生殖道全长外翻（附图 -1）。POP-Q 评分：Aa +3，Ba +8，C +8，Gh 5，Pb 2，TVL 7，Ap +3，Bp +7，D +7。诊断为：阴道前壁膨出 IV 度，子宫脱

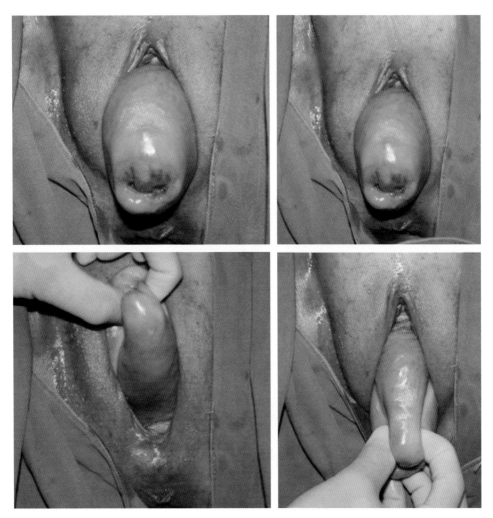

附图 -1　患者术前照片，下生殖道全长外翻

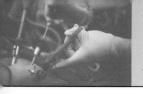

垂Ⅳ度，阴道后壁膨出Ⅳ度。患者要求手术治疗。

术前动态 MRI 检查（附图 -2），以 HMO 系统为诊断标准进行测量，膀胱底 +4.8 cm，宫颈前唇 +6.3 cm，子宫直肠陷凹 +2.2 cm，直肠前壁最低点 +2.6 cm。HMO 分度：膀胱膨出Ⅲ度，子宫脱垂Ⅲ度，肠疝Ⅱ度，直肠膨出Ⅱ度。患者接受经阴道全子宫切除、阴道前壁网片添加修补及阴道后壁修补术。

术后阴道脱出物消失，阴道前、后壁无膨出（附图 -3）。术后 5 个月复查，POP-Q 评分：Aa –3，Ba –3，C –7，Ap –3，Bp –3，D/。无器官脱垂。术后动态 MRI（附图 -4）：膀胱位于 H 线上，阴道穹窿 –5.4 cm，子宫直肠陷凹 –2.4 cm，无器官脱垂。

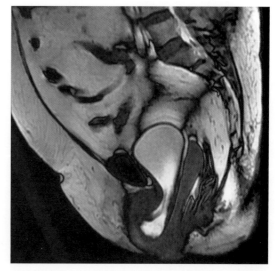

附图 -2　患者术前 MRI 检查，最大应力状态下全盆腔器官脱垂

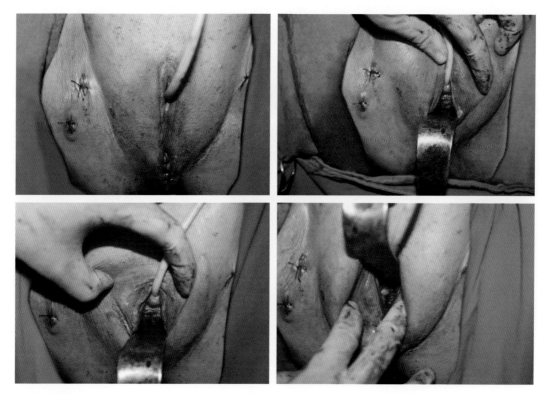

附图 -3　患者术后照片

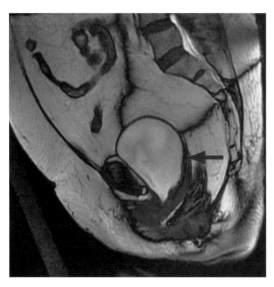

附图 -4　患者术后 MRI 检查，最大应力状态下阴道穹窿（箭头所指）位于 H 线上

动态 MRI 电影见 MRI 视频 1，请扫描二维码观看

病例（二）：

患者，63 岁，发现阴道脱出物 3 年，伴排尿困难。孕 2 产 2，阴道顺产 2 次，新生儿出生体重最大为 3600 g。妇科检查膨出物为阴道前壁（附图 -5）。POP-Q 评分：Aa +3，Ba +4，C +2，Gh 4，Pb 2，TVL 8，Ap –3，Bp –3，D –5。诊断为：阴道前壁膨出Ⅲ度，子宫脱垂Ⅲ度。患者要求手术治疗，要求保留子宫。

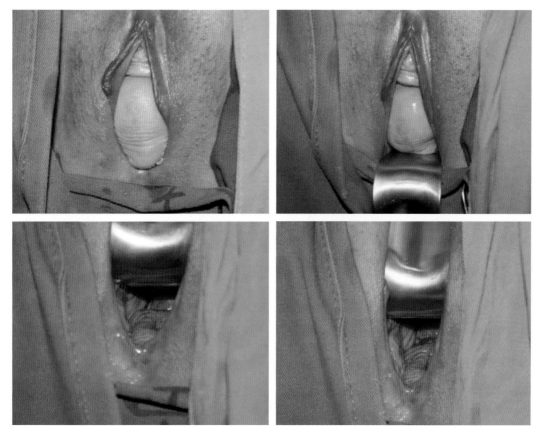

附图 -5　患者术前照片，阴道前壁膨出显著

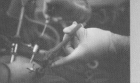

术前动态 MRI 检查（附图 -6），以 HMO 系统为诊断标准进行测量，膀胱底 +6.4 cm，宫颈前唇 +4.5 cm。HMO 分度：膀胱膨出 Ⅲ 度，子宫脱垂 Ⅲ 度。患者接受经阴道宫颈部分切除、阴道前壁网片添加修补术。

术后 8 个月复查，POP-Q 评分：Aa –3，Ba –3，C –7，Ap –3，Bp –3，D –8。无器官脱垂。术后动态 MRI（附图 -7）：宫颈前唇 –4.3 cm，无器官脱垂。

动态 MRI 电影见 MRI 视频 2，请扫描二维码观看

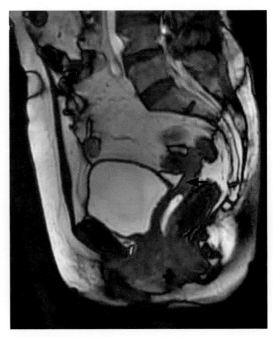

附图 -7　患者术后 MRI，最大应力状态下，盆腔各器官位置正常，箭头所指为宫颈

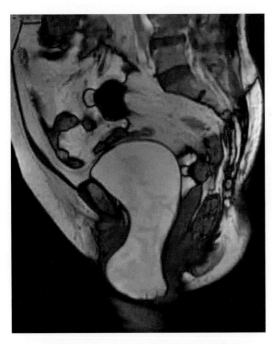

附图 -6　患者术前 MRI 提示膀胱膨出及子宫脱垂

经阴网片添加的阴道前壁修补术主要用于中、重度膀胱膨出的患者。手术可保留子宫，也可以切除子宫，可以与其他盆底修复术式联合使用。添加的网片可为膀胱提供有效支撑，纠正前盆腔缺陷。该组患者术前动态 MRI 可以清晰地看到膀胱膨出阴道口外。网片添加术后，动态 MRI 显示膀胱被网片托举在盆腔正常位置，无膀胱膨出发生。

二、曼彻斯特手术

病例：

患者，46 岁，发现阴道脱出物 3 年，伴排尿困难、压力性尿失禁。孕 1 产 1，阴道顺产 1 次，新生儿出生体重 3500 g。妇科检查见宫颈脱出阴

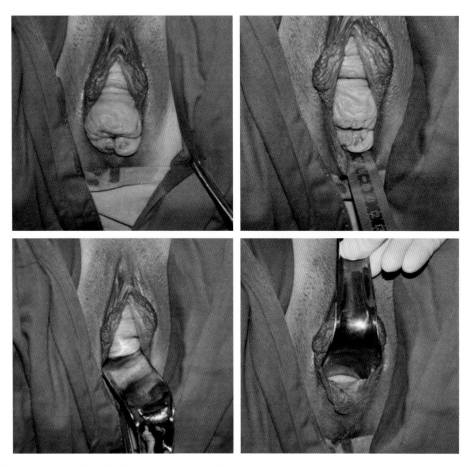

附图-8 患者术前照片，宫颈脱出阴道口外明显，宫颈延长，D点位置正常

道口，宫颈长约 7 cm（附图 -8）。POP-Q 评分：Aa +1，Ba +4，C +4，Gh 5，Pb 2，TVL 8，Ap –3，Bp +3，D –4。诊断为：子宫脱垂Ⅲ度，阴道前壁膨出Ⅲ度。患者要求手术治疗。

术前 MRI 检查（附图 -9），以 HMO 系统为诊断标准进行测量，膀胱底 +2.5 cm，宫颈 +6.2cm，宫颈长度 8.3 cm。HMO 分度：膀胱膨出Ⅱ度，子宫脱垂Ⅲ度。患者接受了曼彻斯特手术及阴道前壁修补术，术中截除部分宫颈组织，测量长约 6 cm（附图 -10）。

术后 3 个月复查，POP-Q 评分：Aa –3，Ba –3，C –6，Ap –3，Bp –3，D –7。无器官脱垂。术后 MRI（附图 -11）测量：膀胱颈 –0.8 cm，宫颈断端 –2.5 cm。无器官脱垂。

动态 MRI 电影见 MRI 视频 3，请扫描二维码观看

曼彻斯特手术适用于伴有宫颈延长的中盆腔脱垂为主的患者。MRI 可以清晰地测量宫颈的长度和子宫峡部的位置。患者宫颈延长，宫颈：宫体长度之比甚至超过 1:1，宫颈前唇位置低，多脱出阴道口外，而子宫体位置相对正常。动态 MRI 电影上可以清晰地看到子宫体位移不显著。患者可伴有膀胱或直肠的轻、中度膨出。术后 MRI 可以看到宫颈明显变短，宫体位置正常。动态 MRI 示子宫体无明显下移。

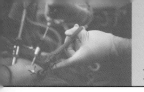

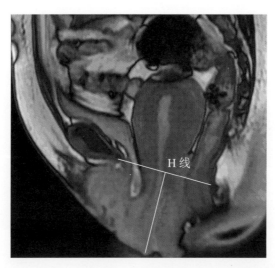

附图 -9　患者术前 MRI，为最大应力状态下正中矢状位图像，图中标出了 H 线，宫颈前唇距 H 线 +6.2 cm，宫颈长度 8.3 cm

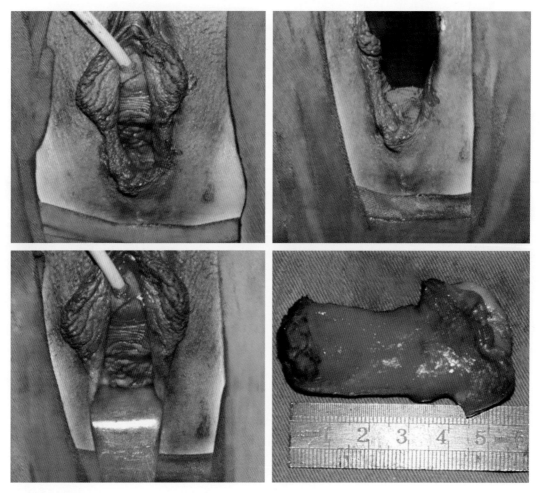

附图 -10　患者术后照片

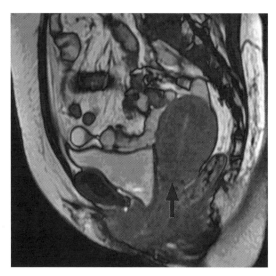

附图 -11　患者术后 MRI，为最大应力状态下正中矢状位图像，箭头所指为宫颈断端

三、高位骶韧带悬吊术

病例（一）：

患者，54 岁，发现阴道脱出物 4 年，伴压力性尿失禁 2 年。孕 2 产 1，阴道顺产 1 次，新生儿出生体重 3300 g。妇科检查见患者屏气用力时宫颈自阴道口脱出（附图 -12）。POP-Q 评分：Aa–3，Ba 0，C 0，Gh 4，Pb 2，TVL 8，Ap –3，Bp –3，D –3。诊断为：阴道前壁膨出Ⅱ度，子宫脱垂Ⅱ度。患者要求手术治疗。

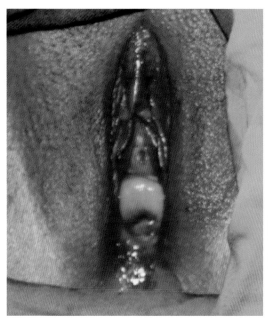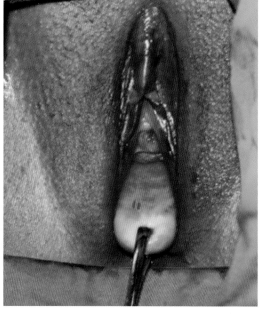

附图 -12　患者术前照片

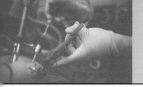
术前 MRI 检查（附图 -13），以 HMO 系统为诊断标准进行测量，膀胱颈 –0.8 cm，宫颈 +2.9 cm。HMO 分度：子宫脱垂 II 度。

患者接受了腹腔镜下全子宫、双附件切除及双侧高位骶韧带悬吊术，术后照片见附图 -14。术后 3 个月复查，POP-Q 评分：Aa –3，Ba –3，C –7，Ap –3，Bp –3，D/。无器官脱垂。术后 MRI（附图 -15）测量：膀胱颈 –0.8 cm，阴道穹窿 –4.3 cm。无器官脱垂。

动态 MRI 电影见 MRI 视频 4，请扫描二维码观看

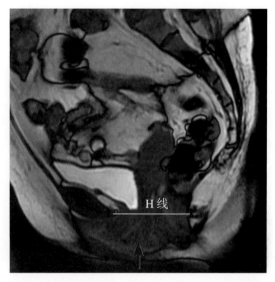

附图 -13　患者术前 MRI，最大应力状态下正中矢状位图像，宫颈（箭头所指）脱出到 H 线以下

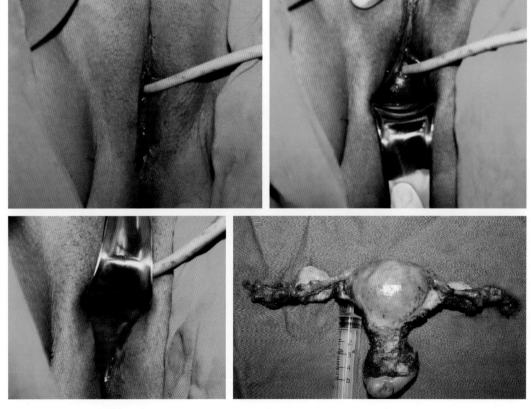

附图 -14　患者术后照片，脱出物（子宫）已切除，阴道顶位置正常，前、后壁无脱垂

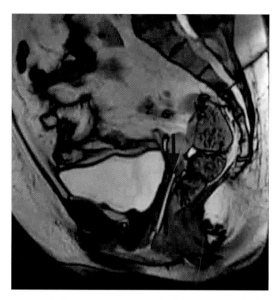

附图-15　患者术后 MRI，最大应力状态下正中矢状位图像上可见阴道穹窿（箭头所指）恢复到正常位置

动态 MRI 电影见 MRI 视频 5，请扫描二维码观看

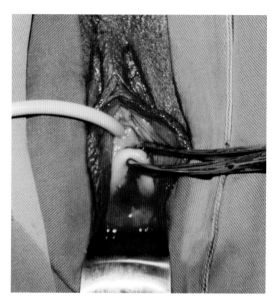

附图-16　患者术前照片，宫颈外口达处女膜缘水平

病例（二）：

患者，45 岁，体检发现子宫肌瘤 10 年，阴道脱出物半年。孕 2 产 1，阴道顺产 1 次，新生儿出生体重 3000g。妇科检查见患者屏气用力时宫颈外口达处女膜缘水平（附图-16）。POP-Q 评分：Aa –3，Ba 0，C 0，Gh 3，Pb 2，TVL 8，Ap –3，Bp –3，D –5。诊断为：子宫脱垂Ⅱ度。患者要求手术治疗，要求保留子宫。

术前 MRI 检查（附图-17），以 HMO 系统为诊断标准进行测量，膀胱底位于 H 线以上，宫颈 +2.1 cm。HMO 分度：子宫脱垂Ⅱ度。

患者接受了腹腔镜下双侧高位骶韧带悬吊术及子宫肌瘤剔除术，术后宫颈前唇位于处女膜缘上约 8 cm（附图-18）。术后 2 个月复查，POP-Q 评分：Aa –3，Ba –3，C –6，Ap –3，Bp –3，D –8。无器官脱垂。术后 MRI（附图-19）测量：宫颈前唇 –2.7 cm。无器官脱垂。

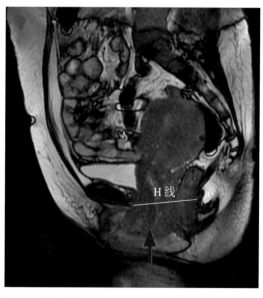

附图-17　患者术前 MRI，最大应力状态下宫颈前唇（箭头所指）脱出至 H 线以下

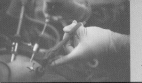

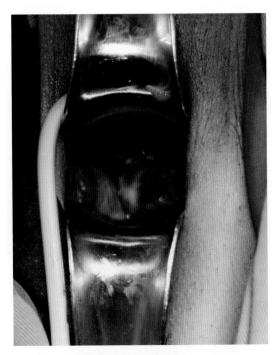

附图 -18　患者术后照片，宫颈恢复到处女膜缘以上

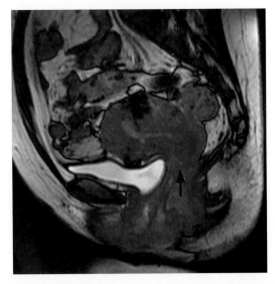

附图 -19　患者术后 MRI，最大应力状态下宫颈前唇（箭头所指）位于正常位置上

通过术前、术后 MRI 检查可以看出，高位骶韧带悬吊术主要纠正以中盆腔缺陷为主的盆腔器官脱垂，患者多不伴宫颈延长。术前动态 MRI 电影可见应力状态下子宫体或阴道顶端的位移明显，可

伴有轻、中度的膀胱，直肠膨出。术后动态 MRI 电影显示高位骶韧带悬吊后，中盆腔缺陷纠正，子宫及阴道顶端的位移明显减小。

四、骶前固定术

病例：

患者，55 岁，13 年前因"压力性尿失禁"行膀胱颈悬吊术，4 年前因"子宫脱垂"行经阴道全子宫切除术，3 年前再次出现阴道脱出物，近半年有排便不净感。孕 3 产 1，阴道顺产 1 次，新生儿出生体重 4250g。妇科检查可见阴道穹窿膨出，膨出物内可见小肠样蠕动（附图 -20）。指诊脱出物为疝样结构，阴道壁形成疝囊，小肠为疝内容物。POP-Q 评 分：Aa +3，Ba +4，C +4，Gh 5，Pb 2，TVL 6，Ap +3，Bp +5，D/。诊断为：阴道穹窿脱垂Ⅳ度（小肠疝），阴道后壁膨出Ⅳ度。患者要求手术治疗。

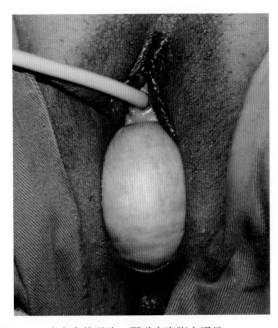

附图 -20　患者术前照片，阴道穹窿膨出明显

术前 MRI 检查（附图 -21）可见阴道穹窿膨出、肠疝、直肠膨出。以 HMO 系统为诊断标准进行测量，膀胱底 –1.2 cm，子宫直肠陷凹 +7.9 cm，直肠前壁最低点 +2 cm。HMO 分度：肠疝Ⅲ度，直肠膨出Ⅱ度。患者接受经腹阴道顶端骶前固定术。

术后阴道前、后壁均无膨出（附图 -22、附图 -23）。术后 9 个月复查，POP-Q 评分：Aa –3，Ba –3，C –6，Ap –3，Bp –3，D/。无器官脱垂。术后 MRI（附图 -24）测量：阴道穹窿 –2.8 cm，子宫直肠陷凹 –2.2 cm，无肠膨出。

动态 MRI 电影见 MRI 视频 6，请扫描二维码观看

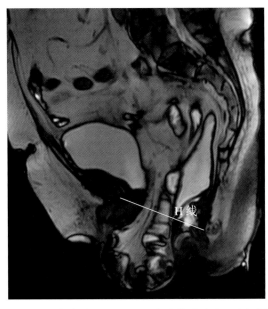

附图 -21　患者术前 MRI，可见膨出物为小肠，同时伴有直肠膨出

盆底修复手术术后复发的患者，尤其是子宫切除术后复发患者，临床表现较复杂，主要表现为阴道穹窿脱垂或膀胱膨出，可以合并有肠疝。

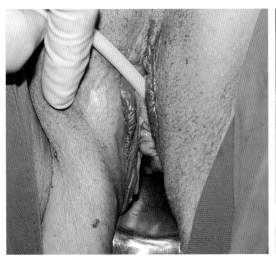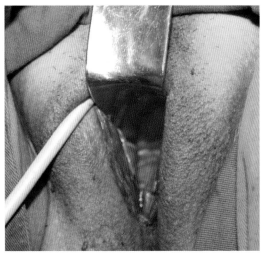

附图 -22　患者行阴道顶端骶前固定术后照片，阴道顶端及后壁无膨出物

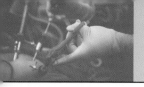

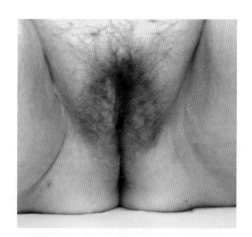

附图 -23 患者术后 13 个月复查照片，无阴道脱出物

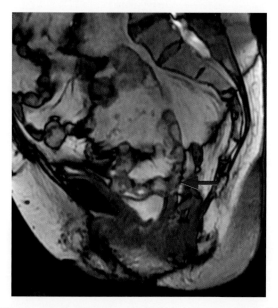

附图 -24 患者术后 MRI，为最大应力状态下正中矢状位图像，箭头所指为阴道穹窿，无肠疝及直肠膨出

因为阴道残端位置有时较难判断，顶端不易固定，脱垂程度的测量也较困难。因此，通过临床查体准确判断复发的部位和程度相对困难。MRI 能够有效协助诊断，动态 MRI 在复发部位的诊断上更加准确。通过该患者的 MRI 可以清晰分辨出复发主要为阴道顶端缺陷导致小肠疝出阴道口外。采用阴道顶端骶前固定术，通过网片的加固作用纠正了

顶端和后壁的缺陷，使其恢复正常解剖位置。术后无小肠疝出发生。

五、阴道部分封闭术

病例（一）：

患者，73 岁，发现阴道脱出物 5 年，伴腰骶部疼痛，伴尿急、排尿困难。孕 2 产 1，阴道顺产 1 次，新生儿出生体重 3750g。因年老体弱近 5 年无性生活。妇科检查增加腹压可见宫颈及部分宫体脱出阴道口外（附图 -25）。POP-Q 评分：Aa −1，Ba +4，C +5，Gh 3，Pb 1，TVL 7，Ap −2，Bp +4，D −2。诊断为：子宫脱垂Ⅳ度，阴道前壁膨出Ⅲ度，阴道后壁膨出Ⅲ度。患者要求手术治疗。

术前动态 MRI 检查（附图 -26），以 HMO 系统为诊断标准进行测量，宫颈前唇 +3.5cm。HMO 分度：子宫脱垂Ⅱ度。患者接受经阴道全子宫切除及阴道部分封闭术。

术后 4 个月复查，POP-Q 评分：Aa −3，Ba −3，C −7，Ap −3，Bp −3，D/。无器官脱垂。术后动态 MRI（附图 -27）：膀胱底 +1，阴道穹窿 −3.3 cm，膀胱膨出Ⅰ度。

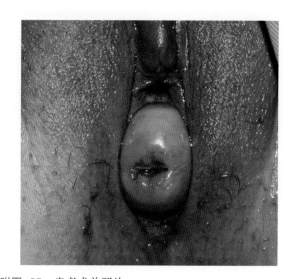

附图 -25 患者术前照片

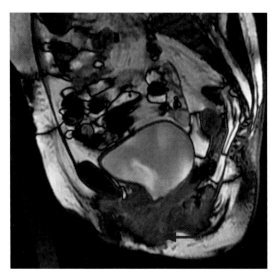

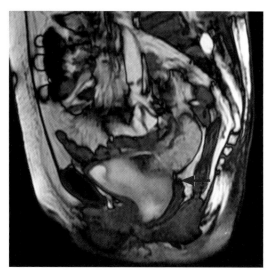

附图 -26　患者术前 MRI，子宫脱垂显著，箭头所指为宫颈

附图 -27　患者术后 MRI，最大应力状态下阴道穹窿（箭头所指）位置正常

　　动态 MRI 电影见 MRI 视频 7，请扫描二维码观看

病例（二）：

　　患者，69 岁，发现阴道脱出物 1 年，伴急迫性尿失禁。孕 2 产 2，阴道顺产 2 次。离异 15 年，近 15 年无性生活。妇科检查见阴道前壁膨出（附图 -28）。POP-Q 评分：Aa +3，Ba +4，C–3，Gh 3，Pb 2，TVL 7，Ap –3，Bp –3，D –5。诊断为：阴

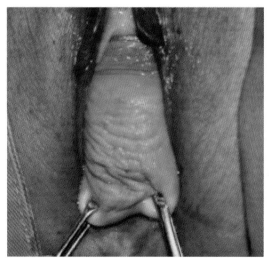

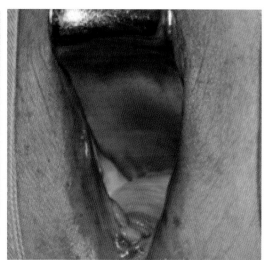

附图 -28　患者术前照片，阴道前壁膨出为著

道前壁膨出Ⅲ期。患者要求手术治疗。

术前动态MRI检查（附图-29），以HMO系统为诊断标准测量，膀胱底+3.7 cm，宫颈前唇−1.2 cm，HMO分度：膀胱膨出Ⅱ度。合并高血压病、干燥综合征、白癜风、双侧膝关节骨性关节炎，既往肺结核病史、开腹阑尾切除术史。详细告知各种治疗方案利弊后，患者要求行阴道部分封闭术。行分段诊刮及阴道部分封闭术。

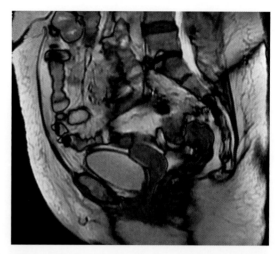

附图-30　患者术后MRI，最大应力状态下盆腔各器官无脱垂

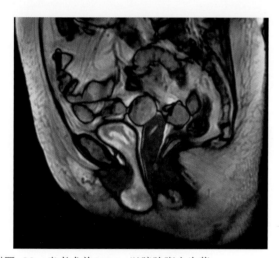

附图-29　患者术前MRI，以膀胱膨出为著

术后4个月复查，POP-Q评分：Aa −3，Ba −3，C −7，Ap −3，Bp −3，D/。无器官脱垂。术后动态MRI（附图-30）：膀胱底−1.5 cm，宫颈前唇−2.4 cm，无器官脱垂。

动态MRI电影见MRI视频8，请扫描二维码观看

阴道部分封闭术几乎能治疗任何类型的盆腔器官脱垂。具有手术方式简单、手术时间短、复发率低的优点，适合高龄、无性生活要求或合并症多不能耐受复杂手术的患者。但该术式为破坏性手术，术后无法进行性生活，手术不可逆，因此需慎重把握手术适应证。

盆底重建手术方式的选择依赖于对脱垂涉及的盆底腔室的准确识别[1]。术中遗漏盆腔任何部位的缺陷都可能会导致手术失败和术后复发[2]。动态MRI可以作为盆腔器官脱垂术前评估的重要手段之一，可以有效地判定脱垂的部位和程度，指导手术方式的选择。有研究者[3-7]将动态MRI用于盆腔器官脱垂患者的术后随访，并认为术后MRI可以显示盆腔解剖结构、评价手术效果、辅助并发症和脱垂复发的诊断，并可能能够预测脱垂复发，但相关研究较少。由于各类盆底修复手术均有一定的复发率，为探讨复发原因，我们将动态MRI检查用于几种常用术式的术后检查，并对这几种术式的适应证特点及存在的问题进行初步探讨。将动态MRI用于各种手术后效果的探讨仅是尝试，我们体会根据不同脱垂情况开展个体化手术方式能够

达到良好的效果，今后仍需要长期随访及更深入的研究。

（文字：陈永康　韩劲松　朱馥丽　张坤；

MRI 图片：刘剑羽　周　延）

参考文献

[1]　Yang A, Mostwin JL, Rosenshein NB, et al. Pelvic floor descent in women: dynamic evaluation with fast MR imaging and cinematic display. Radiology, 1991, 179(1):25-33.

[2]　Comiter CV, Vasavada SP, Barbaric ZL, et al. Grading pelvic floor prolapse and pelvic floor relaxation using dynamic magnetic resonance imaging. Urology, 1999, 54(3): 454-457.

[3]　Goodrich MA, Webb MJ, King BF, et al. Magnetic resonance imaging of pelvic floor relaxation: dynamic analysis and evaluation of patients before and after surgical repair. Obstet Gynecol, 1993, 82:883-891.

[4]　Lienemann A, Sprenger D, Anthuber C, et al. Functional cine magnetic resonance imaging in women after abdominal sacrocolpopexy. Obstet Gynecol, 2001, 97:81-85.

[5]　Siegmann KC, Reisenauer C, Speck S, et al. Dynamic magnetic resonance imaging for assessment of minimally invasive pelvic floor reconstruction with polypropylene implant. Eur J Radiol, 2011, 80(2):182-187.

[6]　Schofield MLA, Higgs P, Hawnaur JM. MRI findings following laparoscopic sacrocolpopexy. Clinical Radiology, 2005, 60:333-339.

[7]　Lee U, Raz S. Emerging concepts for pelvic organ prolapse surgery: What is cure? Curr Urol Rep, 2011, 12(1):62-67.

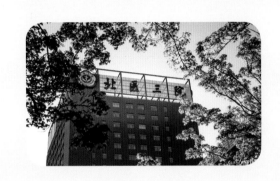

附　录

北京大学第三医院女性盆腔器官脱垂宣教材料

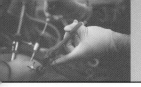
随着社会的进步发展、经济水平的提高和人类寿命的延长，社会逐步老龄化，由多种因素引起的盆底损伤或功能退化造成的盆底功能障碍性疾病（pelvic floor dysfunction，PFD）——盆腔器官脱垂（pelvic organ prolapse，POP），在中老年女性中的发病率逐年增高。这类疾病虽然不会恶变、不会危及生命，但是会严重影响患者的生活质量。为方便患者及家属了解和选择治疗方案，我们借鉴国内、外盆腔器官脱垂的宣传资料，编写了简要的宣教材料，希望对患者及家属有所帮助。

1. 什么是盆腔器官脱垂？

盆腔器官主要指子宫、阴道、膀胱、肠管。当维持盆腔器官在正常位置的肌肉、韧带或筋膜薄弱后，就会发生盆腔器官脱垂。盆腔器官脱垂是指一个或多个盆腔器官经阴道发生膨出即脱出到阴道口或阴道外。

患者可有以下症状：

- 阴道内、腰背部下坠或拽拉感。
- 有块状物脱出于阴道口或阴道外，走路时摩擦不适感、摩擦后出血；阴道分泌物增多。
- 泌尿系统症状，如尿线变细、尿不尽感、尿频、尿急和排尿困难、需要手上托还纳脱出物后排尿以及尿失禁等。
- 肠道症状，如排便困难、肠道排空障碍，或者需要经阴道加压后才能排便等。
- 性生活不适。

以上症状导致患者心情烦躁不适，有心理负担，影响外出活动锻炼，导致生活质量下降。

2. 发生盆腔器官脱垂的常见病因有哪些？

最常见的病因是各种原因导致的支持盆腔器官的神经、韧带或肌肉损伤。

- 妊娠和分娩是导致盆底支持结构薄弱的最主

要原因。约 1/3 的经产妇存在盆腔器官脱垂，而脱垂可发生于妊娠后不久，并逐年进展，需要特别说明的是仅有 11% 的患者需要接受手术治疗。

- 绝经和年龄因素也是盆底支持结构减弱、加重脱垂的重要原因。
- 导致腹腔压力增高的因素如肥胖、慢性咳嗽、便秘、负重以及用力等。
- 有些女性可能有发生盆底功能障碍的遗传易感性。

3. 盆腔器官脱垂常见的发生部位有哪些？

脱垂可发生在阴道前壁（前盆腔）、阴道后壁（后盆腔）、子宫或阴道顶（中盆腔），许多患者同时存在多部位的脱垂（图 1~4）。

4. 如何自我评价盆腔器官脱垂的严重程度？

大约 40% 的女性存在有轻度的脱垂，可无症状或仅有轻微症状。医生需要询问详细的病史并进行阴道检查，判断脱垂的程度并进行分期。

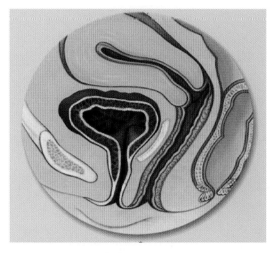

图 1　正常女性盆腔器官位置

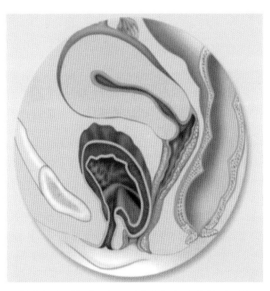

图2 前盆腔脱垂最常见，包括膀胱和（或）尿道脱垂，常称为膀胱膨出或膀胱尿道膨出

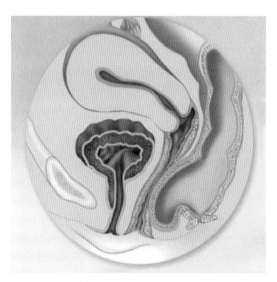

图4 后盆腔脱垂主要指直肠脱出，可同时伴有小肠经阴道后壁上段膨出

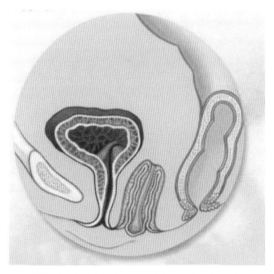

图3 中盆腔脱垂为子宫脱垂中第二常见的脱垂。阴道穹窿脱垂发生于子宫切除术后，阴道顶端脱垂

5. 盆腔器官脱垂该如何治疗？

（1）无症状的盆腔器官脱垂

- 观察：脱垂并不是一种威胁生命的疾病，不会发生恶变和转移。如果患者无症状，可以选择不做任何处理。但是当诊断有盆腔器

官脱垂存在，需要尽量避免提重物，避免便秘、慢性咳嗽、肥胖等增加腹压的情况，这些情况会进一步加重脱垂。老年人不要做重体力或姿势不当的家务劳动，如下蹲擦地、抱小孩、搬提重物。

- 盆底肌训练（Kegel训练）：锻炼薄弱的盆底肌肉组织，可改善并预防早期脱垂的进一步发展。训练需要有正确的方法。

（2）有症状的盆腔器官脱垂：治疗可分为非手术治疗和手术治疗。治疗的目的主要是将脱垂部位复位，缓解和消除症状，从而改善生活质量。

- 非手术治疗——子宫托。子宫托是一种阴道内使用的装置，有各种大小和形状，通过力学作用支持脱垂的器官，以减轻症状。
  - ✓ 哪些人适合戴子宫托：一般来说，当脱垂导致患者有不适症状、要求治疗的盆腔器官脱垂患者均可以使用。适用于对手术治疗有顾虑或不愿接受手术治疗的患者；有严重内科合并症（如高血压、糖尿病、冠心病、肝肾疾病等）不能耐

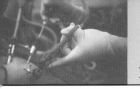

受手术；或者由于某些原因愿意先使用子宫托之后再考虑手术者。有一个重要的前提条件是患者和家属最好有能力学会自己放置和取出。

✓ 如何放置子宫托：一般情况下，子宫托在医生指导下，患者学会自己或由家人协助安放。医生会根据患者的具体情况选择子宫托的形状和大小。患者需要知道子宫托的选择因人而异，试戴并不能保证一次成功，有时需要多次尝试。在初次试戴时需要间隔2~3天来医院复查直至合适。试戴的子宫托颜色为黄色，不可长时间（<30 min）放置在阴道内。试戴成功后需换为正式子宫托，为粉色。

✓ 怎样才是合适的子宫托：子宫托放置后，脱垂复位，活动时不脱出，不影响大小便，无异物不适感，就说明是合适的。如果用力后脱出，说明子宫托过小；如果放置后有排便困难或有异物感，说明子宫托过大。子宫托使用一段时间后，随着时间的延长和病情的变化，有可能需要更换型号。

✓ 放置子宫托后的注意事项：①有阴道或宫颈溃疡、炎症的患者，需经治疗后佩戴。子宫托取下后，用肥皂水和清水（可用消毒液消毒后）清洗后或者开水烫后使用。②安放子宫托前需要排空膀胱。不同类型的子宫托，安放和取出方法不同。阴道干燥者，可在放置前涂抹润滑剂。③佩戴的正式子宫托可视个人情况2~3周清洗一次，如白带增多有异味需勤清洗，最长时间不要超过1个月。适当局部使用雌激素有利于长期使用子宫托。④随访时间：如无异常可每6个月随访一次。必须按照医嘱定期随访，以免发生严重后果（感染、直肠阴道瘘、尿道阴道瘘等）。佩戴过程中若出现疼痛、阴道出血、异常分泌物、排尿排便困难，需要及时取出子宫托和到医院就诊。⑤需要每年做常规的宫颈病变的筛查。

◆ 手术治疗：可作为保守治疗失败后的选择或不愿使用子宫托患者的首选治疗，手术治疗也是重度脱垂的主要治疗手段。手术的目标是将脱垂的器官恢复到正常位置，缓解相应症状，提高生活质量，各类术式成功率达80%~90%。但手术要经历术前准备、有麻醉意外和手术中副损伤、术后并发症发生的可能和风险。尤其是年老多病的患者，术中和术后有心、脑、肺并发症发生的高风险，这类手术一定是患者本人自愿要求及家属了解同意后的选择性治疗。能够理解可能发生的风险后，医生才会实施手术。医生会根据患者的具体病情，包括年龄、脱垂的严重程度、全身状况、有无生育要求和既往手术史，提出可选择采用的手术方式，并和患者及家属协商来共同决定治疗方案。目前针对盆腔器官脱垂疾病的手术治疗主要包括两大类：盆底重建手术和阴道封闭术。

盆底重建手术：盆底重建手术是保留阴道或子宫生理功能的重建手术。手术包括自体组织修复、网片添加修补术。手术途径包括经阴道手术、经开腹手术、经腹腔镜手术。

✓ 自体组织修复：就是将脱垂组织缝合固定于患者自身的筋膜、韧带组织上，这类手术相对可以减少手术对术后生理功能的影响，尤其对性生活的影响。具体手术方法可根据患者病情决定，如传统的阴道前后壁折叠缝合修补术；宫颈延长的可将延长脱垂的子宫颈部分切除，缝合加强支持子宫的韧带组织及高位骶韧带缩短术、骶棘韧带固定术等。

✓ 补片添加的盆底修复手术：适用于年龄较大，中、重度脱垂的患者。因盆底组织退化、损伤重，采用自体组织修复后复发率高，可达30%～50%。添加使用替代材料——补片的手术可降低术后复发率。目前补片分人工合成补片和生物补片2种。根据疗效建议使用专门应用于女性盆底修复的人工合成补片（费用1万元左右）添加修补，该补片材料医保患者需部分自费。补片是永久植入的，与周围组织发生粘连，今后很难被完整取出。手术治愈率可达90%左右，但有10%左右的患者术后可能发生补片的相关并发症，如继发感染、暴露、侵蚀等。补片添加后可能会使性生活满意度下降，极少数患者术后发生疼痛等，需要接受相应的治疗。部分患者因术后补片并发症需再次手术以缓解相应症状。极少数情况下有发生膀胱阴道瘘或直肠阴道瘘的可能。这类手术包括经阴道放置和经腹腔镜放置补片，医生会根据患者病情建议采用。

阴道封闭术：仅适用于年老体弱、脱垂严重、现在已经和将来无经阴道性生活要求、心理上能接受这种术式的患者。手术时需将阴道腔部分缝合关闭，术后成功率为90%～95%，该术式的优点在于无补片添加手术的补片相关并发症发生。但是需要强调阴道封闭术后不可恢复，无法经阴道性生活。国内、外报道有3%～9%的患者因心理和生理障碍，术后后悔做这类手术。所以，术前需要患者及家属共同经慎重考虑后自愿要求手术，医生才可实施。

6. 如何选择不同的治疗方法？

并没有单一的、最好的治疗可以适用于所有盆腔器官脱垂的患者。治疗方式的选择需要考虑很多方面的因素，包括患者的个体情况、医生对不同治疗方法的经验，并参考患者的选择。患者根据自己的情况，选择不同的治疗方法。每一种治疗都需要个体化，即便是相同脱垂的两个患者仍有不同的需求。

★患者及家属在了解了以上情况后，需要做出是否治疗脱垂和采用何种方法治疗（子宫托或者手术）的决定后，医生根据患者的要求来试戴子宫托或者提出符合每位患者病情的手术方案建议，共同探讨决定。

7. 手术中是否需要使用添加材料？

一般来说，网片适用于复发患者或者有手术失败高危因素的患者（如中、重度脱垂尤其阴道前壁脱垂）。添加材料有可吸收的，如由动物组织制成的生物材料，随着时间延长会逐步消失；也有不可吸收合成材料，使用后会永久存在机体内；有些材料是一种由可吸收和不可收复合的。患者需要和医生详细讨论添加材料的使用与否。

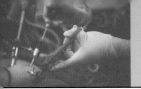

8. 常见的盆底重建手术方式有哪些?

	自体组织修复			网片添加修复	
手术名称	阴道壁修补术	高位骶韧带悬吊术	骶棘韧带固定术	经阴道网片添加	骶前固定术
手术方式	应用可吸收线将薄弱的组织缝合到一起（折叠缝合）	阴道顶部缝合，固定于子宫骶韧带	将阴道顶端缝合，固定于骶棘韧带	经阴道放置合成或生物补片，来支撑盆腔器官	应用合成补片将全阴道壁固定于骶骨
手术路径选择	经阴道	经阴道 开腹 腹腔镜	阴道	经阴道	开腹 腹腔镜 机器人手术
原发脱垂部位	阴道前壁 阴道后壁	阴道顶端	阴道顶端	阴道前、后壁 阴道顶端	阴道顶端
手术成功率(%)	前壁脱垂（48%～87%）后壁脱垂（76%～97%）	前壁脱垂（65%～82%）后壁脱垂（87%～96%）阴道顶端脱垂（91%～98%）	全部脱垂（61%～100%）	合成网片：前壁脱垂（87%～98%）后壁脱垂（92%～100%）阴道顶端脱垂（89%～99%）生物网片：前壁脱垂（50%～100%）后壁脱垂（54%～100%）阴道顶端脱垂（17%～100%）	前壁脱垂（66%～100%）后壁脱垂（40%～100%）阴道顶端脱垂（92%～100%）

9. 手术可能出现的并发症有哪些?

（1）粘连形成（瘢痕组织）；

（2）轻到重度出血（血肿、血管破裂）；

（3）便秘；

（4）脱垂复发；

（5）性交痛（性生活时疼痛）；

（6）未治疗部位新发脱垂；

（7）便失禁；

（8）异体反应（过敏）；

（9）感染；

（10）神经损伤；

（11）尿道梗阻；

（12）疼痛、不适、刺激；

（13）损伤血管、神经、膀胱、尿道、结肠或其他盆底组织；

（14）泌尿系统感染；

（15）排出功能障碍（排尿困难或肠道功能异常）；

（16）伤口愈合不良（术后伤口裂开）；

（17）如为网片添加手术，另有网片移位、网片侵蚀或暴露（阴道内或脏器周围可以看到网片或缝合组织）等并发症。

10. 关于尿失禁的处理方法有哪些?

尿失禁的问题比较复杂。盆腔器官脱垂患者不论有无尿失禁都无法在术前准确预测术后尿失禁是治愈、继续存在或者新发生尿失禁。由于手术使解剖结构恢复，可能同时治愈尿失禁；但也可能解除了尿道梗阻，术后会继续存在或加重，也可能新发生尿失禁。对于术前有咳嗽或用力后漏尿的患者，为避免术后持续尿失禁，经检查证实为压力性尿失禁，可考虑同时行抗尿失禁手术，手术为经阴道在尿道中段放置无张力吊带，如术后发生严重尿失禁会影响脱垂术后满意度。

若术前无咳嗽或用力后漏尿的情况，术后尿失禁发生率约为30%，称为隐匿性尿失禁，但大多数患者症状不重，不需要再次手术治疗。由于无特殊的检查能在术前准确预测隐匿性尿失禁，目前建议阴道前壁重度膨出伴有压力性尿失禁的患者可选择：①先只做纠正脱垂的手术，手术后观察，如出现压力性尿失禁，根据严重程度决定是否再做抗尿失禁手术。这样的优点是避免了不必要的抗尿失禁手术，缺点是需要二次手术。②手术同时做抗尿失禁手术，优点是一次性手术，缺点是可能部分患者没有必要做抗尿失禁的手术；再者吊带是人工合成材料，有发生材料植入相关并发症的可能。

11. 如果还没有生育，该怎么办？

通常建议在完成生育后再考虑手术治疗，可先采用保守性措施如盆底肌训练或子宫托，必要时考虑实施对生育功能影响小的自体组织修复的手术治疗。

12. 术后注意事项有哪些？

（1）避免提重物，尤其是超过 3 kg 以上。

（2）避免抱小孩、慢性咳嗽、便秘等。

（3）减少爬楼梯、爬山等明显增加腹压的活动。

（4）盆底肌锻炼有利于盆底功能恢复。

13. 如何进行术后复查？

请经我院治疗的患者按时来随访检查。如未及时随诊，我们会与您及您的家人取得联系，以了解治疗后的情况，总结治疗效果，更好地为患者服务，敬请配合。

术后第一次复查为术后 2 个月，以后每半年复查一次。

手术未切除子宫或附件的患者，需每年做常规妇科检查。

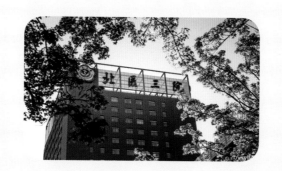

索　引

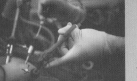